DR. HORST HOHMUTH

100 FRAGEN AN DEINEN UROLOGEN

Bibliografische Information der Deutschen Nationalbibliothek
Die Deutsche Nationalbibliothek verzeichnet diese Publikation in der Deutschen Nationalbibliografie. Detaillierte bibliografische Daten sind im Internet über http://d-nb.de abrufbar.

Für Fragen und Anregungen
info@m-vg.de

Wichtige Hinweise
Dieses Buch ist für Lernzwecke gedacht. Es stellt keinen Ersatz für eine individuelle medizinische Beratung dar und sollte auch nicht als solcher benutzt werden. Wenn Sie medizinischen Rat einholen wollen, konsultieren Sie bitte einen qualifizierten Arzt. Der Verlag und der Autor haften für keine nachteiligen Auswirkungen, die in einem direkten oder indirekten Zusammenhang mit den Informationen stehen, die in diesem Buch enthalten sind.

Ausschließlich zum Zweck der besseren Lesbarkeit wurde auf eine genderspezifische Schreibweise sowie eine Mehrfachbezeichnung verzichtet. Alle personenbezogenen Bezeichnungen sind somit geschlechtsneutral zu verstehen.

Originalausgabe
1. Auflage 2024

Türkenstraße 89
80799 München
Tel.: 089 651285-0

Redaktion: Dr. Susanne Meinrenken
Umschlaggestaltung: Maria Verdorfer
Umschlagabbildung: Shutterstock/hamylove, Iconic Bestiary, lanastace, MAKSIM ANKUDA, Nadiinko, PedroNevesDesign
Abbildungen im Innenteil: Adobe Stock/Sensvector: 8; koblizeek: 13; Kocakayaali:15; inspiring.team: 25; SM 1000: 71; Bulgakova Kristina: 72; Katsyarina: 92; Pepermpron: 55, 107; dzm1try: 124; betka82: 129; Valentina: 164; Pushpraj: 184; Oksana: 224; privat: 239
Satz: inpunkt[w]o, Wilnsdorf (www.inpunktwo.de)
Druck: Florjancic Tisk d.o.o., Slowenien
Printed in the EU

ISBN Print 978-3-7423-2626-3
ISBN E-Book (PDF) 978-3-7453-2415-0
ISBN E-Book (EPUB, Mobi) 978-3-7453-2414-3

Wir produzieren nachhaltig
www.m-vg.de

Weitere Informationen zum Verlag finden Sie unter

www.rivaverlag.de

Beachten Sie auch unsere weiteren Verlage unter www.m-vg.de

DR. HORST HOHMUTH

100 FRAGEN AN DEINEN UROLOGEN

Männergesundheit kompakt

Alles Wichtige zu Sexualität, Prostata, Hormonen, Vorsorge und Genitalbeschwerden

riva

INHALT

VORWORT

Herzlich willkommen zu den *100 Fragen an deinen Urologen*! Dieses Buch ist mehr als nur eine Sammlung von Fragen – es ist eine Reise durch die bunte und aufregende Welt der Urologie.

In einer Zeit, in der wir uns mehr denn je um unsere Gesundheit kümmern und das Bewusstsein für präventive Maßnahmen schärfen sollten, ist es wichtig, auch Bereiche anzusprechen, die nicht so oft im Mittelpunkt stehen. Die urologische Gesundheit betrifft Männer und Frauen gleichermaßen und dennoch umgibt sie oft ein Tabu. Dieses Buch möchte Licht ins Dunkel bringen und die Möglichkeit geben, sich umfassend zu informieren.

Die Idee hinter *100 Fragen an deinen Urologen* ist simpel: Ich als Autor stelle die Fragen, die viele Leserinnen und Leser sich vielleicht nicht auszusprechen trauen, und liefere jeweils Antworten, die Klarheit und Verständnis schaffen. Meine Absicht ist es, eine offene Diskussion über urologische Themen zu fördern, um mit schambelegten Tabus zu brechen und den Weg für eine bessere Gesundheit zu ebnen.

Dieses Buch ist kein Ersatz für eine urologische Beratung oder Untersuchung in der Praxis, es soll euch aber ermutigen, euch bewusst und aktiv um die eigene Gesundheit zu kümmern. Die Arzt-Patienten-Beziehung ist von zentraler Bedeutung und die hier aufgeführten Fragen können als Grundlage für wichtige Gespräche oder als Vorbereitung für einen Besuch bei eurem Urologen oder eurer Urologin dienen.

Lasst uns nun gemeinsam eintauchen in die faszinierende Welt der Urologie – eine Welt, die nicht nur von zentraler biologischer Bedeutung ist, sondern auch von tiefer emotionaler Verbindung und menschlicher Intimität geprägt ist.

Horst Hohmuth
Urologe, Androloge, Sportmediziner

MÄNNER UND VORSORGE

Gesund und leistungsfähig zu bleiben, sind zunehmend wichtige Aspekte in unserer Gesellschaft. Die Welt erlebt gerade einen nachhaltigen Wandel in der Altersstruktur der Weltbevölkerung, der durch steigende Lebenserwartung und sinkende Fruchtbarkeitsraten verursacht wird. Wir leben länger und der Anteil älterer Menschen an der Gesamtbevölkerung nimmt rasant zu.

Die demografische Entwicklung zeigt, dass bereits jetzt knapp 50 Prozent der Bevölkerung in Industrienationen älter als 50 Jahre sind, was dazu führt, dass der Einzelne mehr für den Erhalt seiner Gesundheit und Leistungsfähigkeit tun muss. Gerade bei Männern besteht hier großer Nachholbedarf. Zum einen ist die durchschnittliche Lebenserwartung eines Mannes mit 78,2 Jahren noch immer um circa fünf Jahre kürzer als die einer Frau, zum anderen werden gesunder Lebensstil, Vermeidung von Risikofaktoren und die Teilnahme an Vorsorgeuntersuchungen unzureichend beachtet.

Männer nehmen deutlich seltener an Präventionsprogrammen teil als Frauen. Außerdem besteht eine höhere Risikobereitschaft, die sich sowohl im Umgang mit der eigenen Gesundheit als auch in Bereichen wie Freizeitsport und Straßenverkehr zeigt. Es ist eben doch kein Klischee: Das typische männliche Selbstverständnis ist dadurch gekennzeichnet, dass Krankheitssymptome lange verdrängt werden, bis man(n) bereit ist, medizinische Hilfe in Anspruch zu nehmen. Das Gesundheitspotenzial hängt deshalb in hohem Maße von Prävention und Reduktion der Risikofaktoren ab.

Verminderung der Libido und der sexuellen Leistungsfähigkeit sind häufig Frühwarnzeichen für das Auftreten eines Testosteronmangelsyndroms (TMS). Da Testosteron ein wichtiges Schlüsselhormon im Hinblick auf Antrieb und psychisches Wohlbefinden darstellt, können aus einem nichtbehandelten Defizitsyndrom durchaus Antriebslosigkeit und Depression resultieren.

Das Nachlassen der sexuellen Leistungsfähigkeit oder erektile Dysfunktion stellt nicht selten ein erstes Symptom für eine beginnende Gefäßerkrankung dar. Der Penis als »Fahne des Herzens« gilt dabei als Frühindikator für generalisierte Gefäß- und Stoffwechselerkrankungen.

Die Prostata als »Sexorgan des Mannes« steht im Hinblick auf Prävention im Mittelpunkt. Die Hintergründe kontroverser Diskussionen über die Bedeutung von Vorsorgeuntersuchungen sollen hierbei kritisch beleuchtet werden.

Es gilt deshalb: Vorsorge ist wichtiger als Nachsorge!

Im alten China wurden die Ärzte für ihre gesunden Patienten bezahlt, die Kranken lagen ihnen auf der Tasche. Anders ist dies im heutigen Gesundheitssystem, in dem die Medizin zu einem Reparaturbetrieb geworden ist, welcher sehr teuer ist und in dem die Prävention leider oft zu kurz kommt.

Mein Buch möchte wichtige Gesundheitsinformationen aus der Urologie vermitteln, um eine gesunde Lebensweise zu fördern und Hilfestellung zu geben, Krankheitssymptome richtig einzuordnen und rechtzeitig zu erkennen. Da ich selbst verschiedene Gesundheitskonzepte und -produkte für Männer entwickelt oder an deren Konzipierung mitgewirkt habe, findest du im Buch immer mal wieder einen Verweis auf diese Empfehlungen, die im Anhang auf Seite 240 gesammelt stehen. Vielleicht ist hier auch das Richtige für dich dabei oder du findest eine Anregung, wie du deinen Alltag etwas gesunder gestalten kannst.

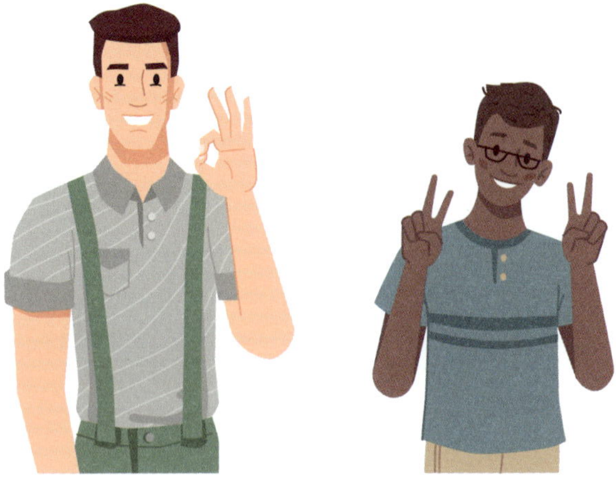

Um seine Gesundheit sollte man sich schon von früh auf kümmern, denn Prävention beginnt im Jugendalter.

Urologie ist auch für Frauen wichtig

Es gibt einige Gründe dafür, weshalb Urologie nicht nur Männer betrifft, sondern auch für Frauen von Bedeutung ist:

- **Harnwegsinfektionen (HWIs):** Frauen leiden häufiger unter HWIs als Männer. Urologinnen und Urologen können diese diagnostizieren, behandeln und Empfehlungen zur Vorbeugung geben (Seite 212).
- **Harninkontinenz:** Frauen können unter Harninkontinenz leiden. In der Urologie werden Ursachen ermittelt und Behandlungsoptionen, wie physikalische Therapie, Medikamente oder operative Eingriffe, empfohlen (Seite 223).
- **Harnblasenprobleme:** Angefangen von eher harmloseren Problemen, wie Reizblase, oder gravierenderen Beschwerden, wie überaktiver Blase und Harninkontinenz, bis hin zu schweren Erkrankungen, wie Blasenkrebs, können Urologinnen und Urologen bei Diagnose und Behandlung von Harnblasenproblemen bei Frauen helfen.
- **Harnsteinbildung:** Urologinnen und Urologen können Harnsteine identifizieren und behandeln und über die Vorbeugung beraten.
- **Gynäkologische Probleme:** Einige gynäkologische Erkrankungen können auch den Harntrakt betreffen. In solchen Fällen kann eine Zusammenarbeit zwischen Gynäkologie und Urologie notwendig sein.
- **Sexuelle Gesundheit:** Urologinnen und Urologen können Frauen bei Schmerzen beim Geschlechtsverkehr oder Harnwegsinfekten nach dem Sex professionelle Hilfe anbieten.
- **Prävention und Gesundheitsberatung:** In der urologischen Sprechstunde wird kompetent über Ernährungsstrategien bei wiederkehrenden Harnwegsinfekten, Nierensteinen oder zur Risikoreduktion bei Tumorerkrankungen informiert.

1

DIE SEXORGANE

ANATOMIE UND FUNKTIONEN

In den vielen Jahren meiner ärztlichen Tätigkeit als Urologe musste ich leider immer wieder feststellen, wie wenig die meisten Männer über Funktion und Bedeutung ihrer Prostata wissen. Deshalb ist es mir ein großes Anliegen, nachfolgend mehr Licht ins Dunkel zu bringen, um durch wichtige Gesundheitsinformationen mehr Wissen und Verständnis über Funktion und Bedeutung der Prostata, dem Sexorgan des Mannes, zu vermitteln.

DIE SEXORGANE – DAS PERFEKTE ENSEMBLE

Vermutlich hast du schon den besten Kumpel deines Kumpels beim gemeinsamen Pinkeln oder beim Duschen gesehen – den Penis. Während die weiblichen Intimorgane sich gern im Schatten halten, ist es für männliche Genitalien eine Herausforderung, sich zu verstecken; sie strahlen förmlich nach außen. Dabei sind Penis und Hoden nur die äußere Fassade der männlichen Sexualorgane. Tatsächlich schlummern die wahren Helden im Inneren, unsichtbar für viele, unerkannt von den meisten. Der Penis, in der Hauptrolle, zieht alle Blicke auf sich, während Prostata, Nebenhoden, Samenleiter und Samenblasen geschickt im Hintergrund agieren – wie talentierte Schauspieler, die ihre Rollen beherrschen, ohne die Aufmerksamkeit zu stehlen. In dieser dynamischen Inszenierung steht die Prostata im Rampenlicht des »Backstage-Bereichs«. Sie ist der geheime Regisseur, der die Fäden zieht und die perfekte Balance zwischen Genuss und Fortpflanzung orchestriert. Doch das wahre Kunststück liegt in der präzisen Zusammenarbeit dieser sechs (Sex-)Bereiche. Wie eine gut eingespielte Ensemble-Crew arbeiten sie harmonisch zusammen, um die Männlichkeit in ihrer ganzen Pracht und Potenz zu präsentieren – ein Meisterwerk der Natur, bei dem jede Komponente eine unverzichtbare Rolle spielt, um das Gesamtbild zu vervollkommnen.

1 Jeder Penis ist anders – aber warum eigentlich?

Wie dir beim Duschen oder in der Umkleide bestimmt schon aufgefallen ist, ist nicht jeder Penis gleich. Genau wie jeder andere Körperteil – wie Ohren, Nase oder Finger – gibt es auch beim Penis die unterschiedlichsten Größen und Formen: Die einen sind länger, die anderen kürzer, die einen dicker, die anderen dünner. Deiner legt sich vielleicht ein wenig nach links, ein anderer nach rechts.

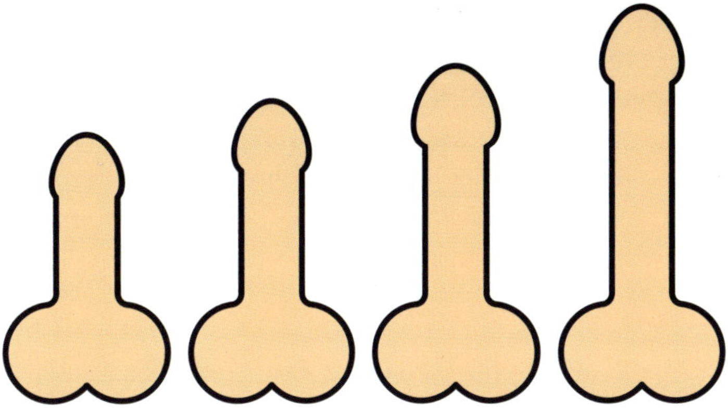

Jeder Penis ist anders. Dafür gibt es die unterschiedlichsten Gründe.

Die jeweils verschiedenen Erscheinungen sind vollkommen normal und das Ergebnis natürlicher Variationen in der menschlichen Anatomie. Mehrere Faktoren können dazu beitragen, dass dein Penis einzigartig aussieht:

Genetik: Genetische Veranlagung spielt eine wichtige Rolle bei der Ausprägung körperlicher Merkmale, einschließlich deines Penis, und beeinflusst seine Größe, Form und Struktur.
Wachstum und Entwicklung: Der Penis beginnt sich bereits im frühen Embryonalstadium zu entwickeln und wächst während der Pubertät weiter. Hormonelle Schwankungen und individuelle Faktoren führen zu unterschiedlichen Wachstumsraten und -mustern.
Hormonelle Einflüsse: Hormone wie Testosteron spielen eine entscheidende Rolle bei der Entwicklung und Formgebung deiner männlichen Genitalien. Hormonschwankungen können Entwicklung und Erscheinung maßgeblich beeinflussen.
Ethnische Unterschiede: Ethnische Gruppen können tendenziell unterschiedliche körperliche Merkmale aufweisen, was sich auch auf die Erscheinung deines Penis auswirken kann.
Gewebeelastizität und -struktur: Wie bei jedem Gewebe im Körper variieren Elastizität, Textur und Dichte des Penisgewebes von Person zu Person, was zu Unterschieden in Form und Aussehen führen kann.

Zufällige Variation: Die biologische Variation ist ein komplexer Prozess, der zu Unterschieden führt. Dies kann auf eine Kombination von genetischen Faktoren, epigenetischen Einflüssen und Umweltfaktoren zurückzuführen sein (Epigenetik beschreibt die Tatsache, dass verschiedene Faktoren die Funktion der eigentlich festgeschriebenen Gene zeitweise verändern, zum Beispiel blockieren können).

Es ist wichtig zu betonen, dass die Vielfalt in der Erscheinung des Penis völlig normal und natürlich ist. Es gibt keine »normale« oder »ideale« Form oder Größe – jeder Penis ist einzigartig und natürlicher Ausdruck menschlicher Individualität.

2 Wie hängen Hoden, Penis, Blase und Prostata zusammen?

Stell dir vor, die männlichen Geschlechtsorgane sind wie die Mitglieder einer gut eingespielten Filmcrew am Set. Jedes Organ hat eine spezielle Rolle und Funktion, die optimal zusammenspielen sollten, um eine leidenschaftliche Filmszene zu erzeugen.

Die männlichen Geschlechtsorgane sind nur teilweise sichtbar. Wie du im Bild erkennen kannst, befinden sich wichtige Organe im Körperinneren. Dennoch werden alle sechs (Sex-)Organe für ein gutes Zusammenspiel – und das große Finale, den Orgasmus – benötigt.

Die Hoden sind die Kulissen-Designer und Requisiteure. Sie schaffen die Kulisse für das bevorstehende Ereignis, also die Produktion von Samenzellen. Wie geschickte Handwerker stellen sie sicher, dass alles bereit ist, bevor die eigentliche Filmaufnahme beginnt. Sie sind außerhalb des Körpers und daher gut sichtbar.

Der Penis ist der Hauptdarsteller des Films, der als Frontmann im Rampenlicht steht. Er verkörpert die physische Präsenz und Leistungsfähigkeit, die für die Fortpflanzung und sexuelle Funktion erforderlich sind. Er betritt die Bühne und trägt die Handlung mit Energie und Eleganz. Die Prostata übernimmt die Rolle des Regisseurs, der die Abläufe lenkt und die Qualität

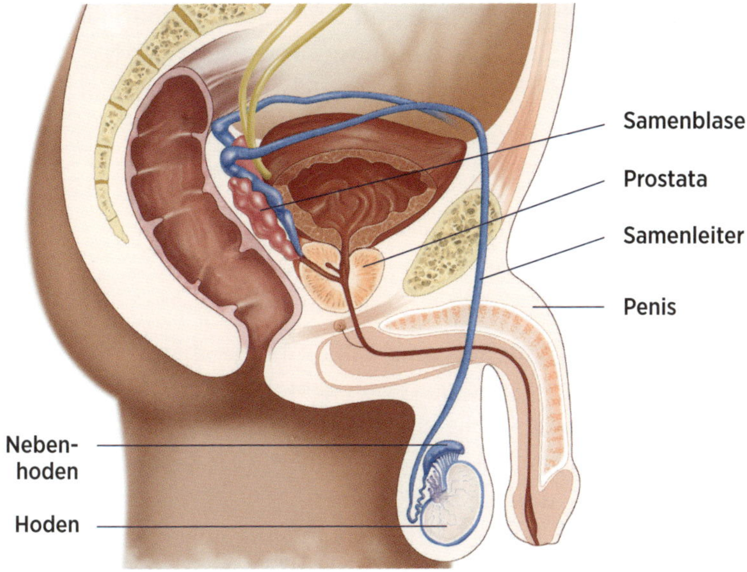

Neben den äußeren Geschlechtsorganen liegen weitere, wie die Prostata, im Inneren des Körpers versteckt.

der Szene sicherstellt. Ähnlich wie ein Regisseur die Schauspieler anleitet, sorgt die Prostata dafür, dass alles reibungslos verläuft und das richtige Timing eingehalten wird. Die Nebenhoden und der Samenleiter sind wie die Techniker, die hinter den Kulissen arbeiten. Sie bereiten die Samenzellen vor und koordinieren den Transport zur richtigen Zeit und am richtigen Ort. Die Samenblasen fügen der Szene zusätzliche Elemente hinzu, ähnlich wie die Spezialeffekte Crew, die visuelle Effekte und Atmosphäre in den Film einbringt, und fungieren als Kameraassistent, der aufmerksam aufpasst und wartet, bis der richtige Moment gekommen ist. Sie speichern die Flüssigkeit und warten darauf, entleert zu werden, um Platz für neue Szenen zu schaffen. Zum eigentlichen Film tragen sie aber kaum etwas bei.

Auf diesem gut organisierten Filmset arbeiten alle Organe zusammen, um eine leidenschaftliche Szene des Sexualerlebens und der Fortpflanzung zu kreieren. Jedes einzelne trägt dazu bei, einen reibungslosen und fesselnden Akt zu gewährleisten. Beim Höhepunkt, dem Orgasmus, übernimmt die Prostata als Regisseur das Kommando. Durch Verschluss des

Blasenhalses und rhythmische Kontraktionen wird die Flüssigkeit aus Prostata und Samenblasen in die hintere Harnröhre gepresst und dann mit der Beschleunigung eines Porsche-Sportwagens aus der Harnröhre im Rahmen der Ejakulation hinausgeschleudert.

3 Haben Männer einen Beckenboden?

Nun haben wir bereits einiges über das Ensemble männlicher Sexorgane gelernt. Dabei hat sich einer noch versteckt gehalten: der männliche Beckenboden. Während er vielleicht nicht so auffällig ist wie andere Teile deiner männlichen Anatomie, ist seine Rolle von großer Bedeutung für deine Gesundheit und Funktion des Körpers.

Der Beckenboden ist ein Netzwerk aus Muskeln, Sehnen und Bändern, das sich wie ein unsichtbarer Beschützer unterhalb des Beckens erstreckt. Ähnlich wie ein unsichtbares Gerüst unterstützt er die inneren Organe: Blase, Darm und Prostata. Er hält die Organe an Ort und Stelle und spielt eine wichtige Rolle bei der Kontrolle der Blasen- und Darmfunktionen. Der Beckenboden agiert wie ein Geheimagent des Körpers. Er arbeitet im Hintergrund, ohne großes Aufsehen zu erregen, aber seine Funktionen sind entscheidend: Er ist für Harn- und Stuhlkontinenz von zentraler Bedeutung. Er ist aber auch ein wichtiger Akteur im sexuellen Repertoire. Während der Erregung spannt er sich an und trägt dabei zur Steigerung der sexuellen Empfindungen bei. Seine Anspannung führt zu einer Verbesserung der Erektion, seine rhythmische Kontraktion im Zusammenspiel mit der Prostata ermöglicht den Samenerguss, die Ejakulation.

Obwohl der männliche Beckenboden nicht im Rampenlicht steht wie andere Sexualorgane, sind seine Präsenz und Funktion unbestreitbar wichtig. Er steht für Stärke und Stabilität, die die Grundlage für eine gesunde Blasen-, Darm- und Sexualfunktion bilden. Der Beckenboden ist wie der unauffällige Held im Hintergrund, der den Alltag ermöglicht und ohne den viele Aspekte des männlichen Körpers nicht reibungslos funktionieren würden. Wie du deinen Beckenboden stärken kannst, erfährst du auf Seite 145.

DIE ÄUßEREN GESCHLECHTSORGANE

Wie bereits oben beschrieben, gibt es bei Männern neben ihrem »besten Stück« noch weitere auch äußerlich sichtbare Geschlechtsorgane. Die äußeren Geschlechtsorgane des Mannes sind wie markante Hauptdarsteller auf der Bühne der Anatomie. Diese prominenten Akteure verkörpern die maskuline Identität und tragen zur Fortpflanzung sowie zur sexuellen Funktion bei. Lass uns einen Blick auf diese bemerkenswerte Besetzung werfen:

- **Penis:** Der Penis ist das hervorstechende Merkmal der männlichen Anatomie. Er ist der Ausdruck der männlichen Kraft und Energie; seine individuelle Form und Struktur machen ihn zu einem unverwechselbaren Charakter.
- **Hoden:** Sie sind Produktionsstätte und Wächter des Samens. Ihre Bedeutung für Fortpflanzung und Hormonproduktion ist zentral – wie die eines Hauptdarstellers.
- **Hodensack:** Wie eine schützende Kulisse umhüllt der Hodensack die Hoden. Er sorgt dafür, dass die Temperaturen optimal sind, um die Samenproduktion zu ermöglichen – ähnlich wie das perfekte Licht-Setup auf einem Filmset.
- **Vorhaut:** Die Vorhaut umgibt wie ein feiner Vorhang die Eichel des Penis. Sie spielt eine Rolle bei der Empfindlichkeit und kann sich während des Geschlechtsverkehrs zurückziehen, um die Eichel freizulegen.

Diese Ensemble-Mitglieder, die äußeren Geschlechtsorgane des Mannes, sind essenzielle Akteure im vielschichtigen Drama der menschlichen Fortpflanzung und Sexualität. Jeder von ihnen bringt seine einzigartige Präsenz und Bedeutung auf die Bühne und trägt zum Gesamtbild der männlichen Anatomie bei.

4 Welche Funktion haben die Hoden?

Die Hoden, die Hauptdarsteller auf der Bühne der Fortpflanzung, haben eine entscheidende Rolle im faszinierenden Akt des Lebens. Sie sind die Werkstätten der Zeugungskraft, wo die Samenzellen in einer komplexen Produktionseinheit heranwachsen.

Ihre Hauptaufgabe ist es, die Keimzellen des Mannes, die Spermien, zu produzieren. In den Tiefen der Hoden entwickeln sich diese winzigen Helden – jeder mit dem Potenzial, gemeinsam mit einer weiblichen Eizelle neues Leben zu erschaffen. Die Hoden sind die Quelle der männlichen Fruchtbarkeit, eine wahre Schatzkammer der Fortpflanzungsfähigkeit. Doch die Funktion der Hoden erstreckt sich weit über die Produktion von Spermien hinaus. Sie sind auch maßgeblich für die Produktion von Testosteron verantwortlich, dem männlichen Sexualhormon. Testosteron beeinflusst nicht nur die sexuelle Entwicklung und Libido, sondern hat auch Auswirkungen auf weitere körperliche Konstitutionen und Merkmale wie Körperbehaarung, Muskelmasse und Knochengesundheit.

Die gesunde Funktion der Hoden ist also von unschätzbarem Wert für das Gleichgewicht und die Gesundheit des männlichen Körpers.

5 Ist es normal, dass einer meiner Hoden größer oder kleiner ist als der andere?

Ja, das ist absolut normal; eine gewisse Asymmetrie in der Größe oder Form der Hoden ist häufig anzutreffen. Tatsächlich ist es eher ungewöhnlich, wenn die Hoden exakt gleich groß sind. Diese leichte Variation ist in den meisten Fällen kein Grund zur Besorgnis. Die Hoden können in ihrer Größe, Form und sogar in ihrer Lage leicht variieren. Oft ist ein Hoden etwas größer oder tiefer hängend als der andere. Dies ist auf unterschiedliche Faktoren, wie genetische Veranlagung, natürliche Variationen in der Entwicklung oder hormonelle Einflüsse, zurückzuführen.

Es ist jedoch wichtig zu beachten, dass extreme Unterschiede in der Größe oder plötzliche Veränderungen in der Hodenstruktur aufmerksam beobachtet werden sollten. Wenn du eine signifikante Veränderung bemerkst, wie Verhärtungen, Unregelmäßigkeiten der Oberfläche, vielleicht begleitet von Schmerzen, Schwellungen oder anderen ungewöhnlichen Symptomen, empfehle ich dringend, eine urologische Praxis aufzusuchen.

6 Sind Veränderungen der Form oder Größe des Hodensacks normal?

Geringfügige Veränderungen der Form oder Größe des Hodensacks können normal und auf natürliche Schwankungen in der Anatomie zurückzuführen sein. Jeder Hodensack ist einzigartig und kann je nach Körpertemperatur, Aktivitätsniveau und anderen Faktoren leicht variieren.

Allerdings ist es wichtig, Veränderungen im Hodensack aufmerksam zu beobachten und auf ungewöhnliche Symptome zu achten, insbesondere wenn diese Veränderungen plötzlich auftreten oder von Schmerzen, Schwellungen oder anderen Beschwerden begleitet werden. Einige Veränderungen im Hodensack, die eine ärztliche Untersuchung erfordern könnten, sind:

- **Plötzliche Schwellung:** Wenn der Hodensack plötzlich anschwillt, kann dies auf eine mögliche Verletzung oder eine andere medizinische Ursache hinweisen, wie zum Beispiel eine Hodentorsion (eine Notfallsituation, bei der der Hoden verdreht ist; dies wird auf Seite 217 genauer besprochen).
- **Veränderungen in der Textur:** Wenn du Knoten, Unebenheiten oder Verhärtungen im Hodensack bemerkst, solltest du dringend ärztliche Hilfe in Anspruch nehmen, da dies auf eine Vielzahl von Erkrankungen, einschließlich Hodenkrebs, hinweisen kann.
- **Anhaltende Schmerzen:** Anhaltende oder zunehmende Schmerzen im Hodensack sollten untersucht werden, um mögliche Ursachen wie Infektionen oder Verletzungen auszuschließen.

- **Veränderungen in der Größe:** Eine plötzliche Veränderung in der Größe eines Hodens im Vergleich zum anderen könnte auf verschiedene Gesundheitsprobleme hinweisen und sollte ärztlich abgeklärt werden.

Es ist wichtig, regelmäßige Selbstuntersuchungen durchzuführen, am besten einmal im Monat und insbesondere in der Risikoaltersgruppe für Hodentumoren von 16 bis 45 Jahren, um Veränderungen im Hodensack frühzeitig zu erkennen. Lass dabei die Hoden durch deine Finger gleiten und achte auf Unregelmäßigkeiten. Wenn du unsicher bist oder Verhärtungen tastest, zögere nicht, eine urologische Praxis aufzusuchen. Hodengesundheit ist wichtig und es ist besser, auf Nummer sicher zu gehen und bei Zweifeln ärztliche Beratung einzuholen.

7 Kann das Tragen von zu engen Hosen meine Hodengesundheit beeinträchtigen?

Das Tragen von engen Hosen oder Unterwäsche kann die Hodengesundheit potenziell schädigen. Die Hoden haben eine empfindliche Struktur und reagieren sensibel auf Temperatur, daher ist eine gute Belüftung und angemessene Passform wichtig, um ihre Gesundheit zu erhalten.

Zu enge Hosen oder Unterwäsche können unterschiedliche negative Auswirkungen auf die Hoden haben. So kann es zu erhöhter Temperatur kommen. Wenn die Hoden in zu enger Kleidung eingezwängt sind, befinden sie sich näher am Körper, was zu einer erhöhten Temperatur führen kann. Übermäßige Wärme kann die Spermienproduktion beeinträchtigen und damit die Hodengesundheit negativ beeinflussen. Zudem kann enganliegende Kleidung die Durchblutung behindern. Eine ausreichende Durchblutung ist jedoch wichtig, um Nährstoffe und Sauerstoff zu den Hoden zu transportieren und den venösen Blutabfluss zu gewährleisten. Ist die Haut permanenter Reibung an Stoff ausgesetzt, kann dies zu Irritation führen, was Unbehagen oder Schmerzen verursachen kann. Dies kann auch die Haut des Hodensacks betreffen.

Um die Hodengesundheit zu fördern, empfiehlt es sich, locker sitzende Hosen und Unterwäsche aus atmungsaktiven Materialien wie Baumwolle zu tragen. Dies ermöglicht eine angemessene Belüftung und hilft, die Temperatur der Hoden zu regulieren. Es ist wichtig, auf deinen Körper zu achten und sicherzustellen, dass die Kleidung bequem ist.

8 Welche Funktion hat der Penis?

Der Penis erfüllt eine Vielzahl von lebenswichtigen Funktionen, angefangen von grundlegenden Ausscheidungsprozessen bis hin zur Fortpflanzung und sexuellen Erfüllung:

- **Urinieren:** Im Penis verläuft die Harnröhre, also der Kanal, der die Ausscheidung des Urins aus der Harnblase über die Harnröhrenöffnung *(Meatus)* ermöglicht.
- **Sexuelle Funktion:** Der Penis ist das zentrale Organ männlicher Sexualität. Während der sexuellen Erregungsphase füllen sich die Schwellkörper mit Blut, der Penis wird steif. Die Erektion ermöglicht das Eindringen, die Penetration und sexuelle Aktivität.
- **Samenübertragung:** Während des sexuellen Akts übernimmt der Penis die wichtige Aufgabe, tief einzudringen, um im Rahmen der Ejakulation das Sperma hinauszuschleudern. Bei Übertragung in die Vagina der Partnerin können Spermien den Weg zur Eizelle finden, um eine Befruchtung und damit die Fortpflanzung zu ermöglichen.
- **Sexuelle Empfindung und Lust:** Der Penis ist reich an Nervenenden, die für sexuelle Empfindungen und Lust verantwortlich sind. Berührungen und Stimulation des Penis spielen hierbei eine wesentliche Rolle.
- **Männliche Identität und Selbstwertgefühl:** Der Penis ist oft ein Symbol für die männliche Identität und Potenz. Für viele Männer kann Selbstwertgefühl und Selbstachtung deshalb eng mit dem Körperbild, einschließlich des Penis, verbunden sein.

9 Ist meine Penisgröße normal?

Die Penislänge kann variieren, es gibt eine große Bandbreite von »normalen« Größen. Die durchschnittliche Penislänge im erigierten Zustand variiert zwischen 12 bis 16 Zentimetern, wobei es erhebliche Abweichungen geben kann. In diesem Zusammenhang denke ich gern an meinen früheren Chef, Herrn Professor May, der Männern, die Unsicherheiten bezüglich der Penislänge äußerten, verständnisvoll lächelnd antwortete: »Lieber klein und fleißig als lang und faul!«

Als Mikropenis wird ein kleiner Penis definiert, der in Bezug auf die durchschnittliche Penisgröße signifikant abweicht. Die Diagnose eines Mikropenis wird gestellt, wenn die erigierte Penislänge etwa 2,5 Standardabweichungen unterhalb des Durchschnitts für die Altersgruppe liegt. In den meisten Fällen wird dies als eine erigierte Penislänge von weniger als 7 Zentimetern bei erwachsenen Männern betrachtet. Auf der anderen Seite gibt es Männer, die das Gefühl haben, ihr Penis sei zu lang. In der Tat gibt es den Makropenis. Davon spricht man, wenn dieser im erigierten Zustand eine Länge von mehr als 19 Zentimetern aufweist.

Es ist wichtig zu betonen, dass die Größe des Penis allein nicht notwendigerweise mit der sexuellen Funktion oder Zufriedenheit verbunden ist. Es gibt verschiedene Gründe für kleine oder große Penislängen, darunter genetische Faktoren, hormonelle Störungen oder andere medizinische Bedingungen.

Wichtiger als die Größe ist Funktionalität und Wohlbefinden. Selbstwertgefühl und Zufriedenheit mit der eigenen Penislänge spielen aber für viele Männer eine zentrale Rolle. In den meisten Fällen ist das Gefühl der Unzufriedenheit mit der Penislänge eher ein psychologisches als ein physisches Problem. Es ist wichtig zu bedenken, dass Zufriedenheit in der Partnerschaft auf vielen Faktoren jenseits der physischen Erscheinung des Penis basiert. Kommunikation, Intimität, Vertrauen und emotionale Verbindung spielen eine entscheidende Rolle in einer erfüllten Beziehung.

Wenn du Bedenken bezüglich deiner Penislänge oder das Gefühl hast, dass dies dein Selbstwertgefühl oder deine Lebensqualität beeinträchtigt, solltest du ärztlichen Rat einholen.

10 Gibt es Möglichkeiten, meinen Penis zu vergrößern oder zu verkleinern?

Die Idee, den Penis zu vergrößern oder zu verkleinern, ist ein Thema, das viele Männer beschäftigt. Es ist wichtig zu verstehen, dass es keine einfachen oder sicheren Möglichkeiten gibt, den Penis dauerhaft zu vergrößern oder zu verkleinern. Die meisten Produkte oder Verfahren, von denen behauptet wird, dass sie dies ermöglichen, sind oft nicht wissenschaftlich fundiert geprüft und können potenziell gefährlich sein.

Penisvergrößerung

Es gibt keine bewährte Methode zur dauerhaften Penisvergrößerung. Produkte wie Pillen, Pumpen, Gewichts- oder Dehnungsgeräte haben oft keine wissenschaftliche Grundlage und können schädlich sein. Chirurgische Eingriffe zur Penisvergrößerung sind riskant und können zu unerwünschten Nebenwirkungen führen. Bei Durchtrennung des Haltebandes des Penis *(Ligamentum suspensorium penis)* kommt es zur Instabilität beim Geschlechtsverkehr. Einspritzungen von Fett oder Gewebefüllern unter die Haut können zu schweren Entzündungsreaktionen führen. Die medizinischen Fachgesellschaften raten deshalb davon ab, solche Eingriffe aus ästhetischen Gründen durchführen zu lassen.

Penisverkleinerung

Eine operative Penisverkleinerung ist nicht empfohlen. Es gibt dafür keine sicheren und bewährten Methoden. Die Größe des Penis definiert sich über die anatomische Anlage der Schwellkörper, diese können nicht verkürzt werden, ohne ihre Funktion zu beeinträchtigen. Deshalb ist jede Form der Penisverkürzung mit der Gefahr bleibender Impotenz verbunden.

Schönheitsideale

Es ist wichtig, sich bewusst zu sein, dass Schönheitsideale und Körperbild von Person zu Person unterschiedlich sind. Ein gesundes Selbstwertgefühl und eine positive Einstellung zu deinem Körper sind entscheidend. Wenn du dich mit deinem Körperbild oder deiner Penislänge unwohl fühlst, kann eine Beratung mit einem Fachmann oder Therapeuten dir helfen, diese Bedenken anzugehen und eine realistische Perspektive zu entwickeln. Denke daran, dass das Selbstwertgefühl nicht von der Größe eines Geschlechtsteils abhängen sollte!

11 Sollte ich besorgt sein, wenn mein Penis eine leichte Krümmung aufweist?

Es ist nicht besorgniserregend, wenn der Penis eine leichte Krümmung aufweist. Tatsächlich ist es eher die Norm als die Ausnahme, dass Penisse nicht vollkommen gerade sind. Viele Männer haben eine natürliche, sanfte Biegung des erigierten Penis, sei es nach oben, unten, zur Seite oder in eine andere Richtung. Dies ist ein normaler Teil der männlichen Anatomie. Eine leichte Krümmung beeinflusst normalerweise nicht die sexuelle Funktion oder deine Gesundheit. Beim Wasserlassen oder während des Geschlechtsverkehrs sollten in den meisten Fällen keine Schwierigkeiten auftreten.

Ein Arztbesuch ist aber anzuraten, wenn in kurzer Zeit eine stärkere Penisverkrümmung *(Penisdeviation)* auftritt, die beim Geschlechtsverkehr zu Schmerzen oder Abknicken des Gliedes führt. Unter Umständen ist damit einhergehend eine narbige Verhärtung im Bereich des Penisschafts zu tasten. In diesem Fall ist eine Vorstellung in der urologischen Praxis anzuraten, da es sich um eine krankheitsbedingte Penisverkrümmung im Sinne einer *Induratio penis plastica* (IPP), auch Peyronie-Krankheit genannt, handeln kann. Bei dieser Erkrankung führt eine narbige Umwandlung des Bindegewebes zu einer Verhärtung und Verkürzung des Gewebes des Penisschafts. Man bezeichnet diese Verhärtungen auch als Plaques.

12 Sind Veränderungen der Form oder Größe des Penis normal?

Mache dir erst mal keine Sorgen, wenn Veränderungen der Form oder Größe deines Penis auftreten. Es ist völlig normal, dass der Penis im Laufe der Zeit leichte Variationen in seiner Erscheinung aufweisen kann. Unser Körper ist nicht statisch, sondern er unterliegt spontanen Schwankungen, die von verschiedenen Faktoren beeinflusst werden können. Diese können etwa auf natürliche biologische Prozesse zurückzuführen sein, wie etwa Schwellung oder Entspannung aufgrund von Temperatur, Erregung oder körperlicher Aktivität.

Solltest du jedoch plötzliche oder signifikante Veränderungen bemerken, die von Schmerzen, Schwellungen oder anderen ungewöhnlichen Symptomen begleitet werden, könnte dies auf eine zugrunde liegende medizinische Ursache hinweisen. In solchen Fällen empfehle ich, am besten ärztliche Beratung in Anspruch zu nehmen, um sicherzustellen, dass alles in Ordnung ist.

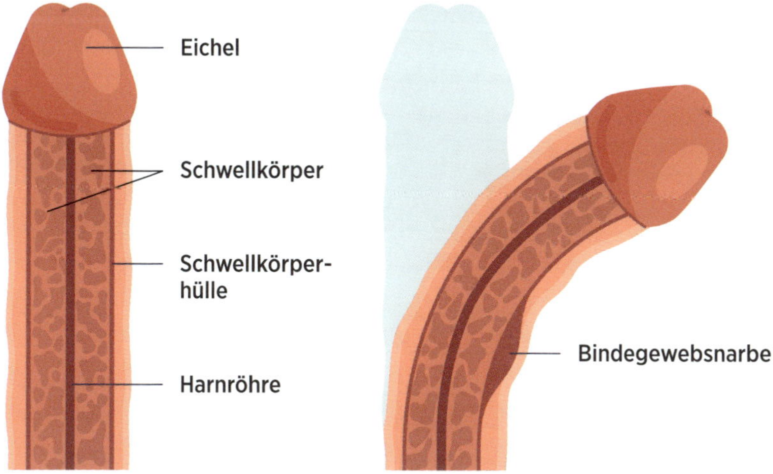

Jeder Penis ist anders. Bei der Peyronie-Krankheit allerdings handelt es sich um eine krankheitsbedingte Peniskrümmung (rechts).

Mythos

MÄNNER KÖNNEN KEINEN BRUSTKREBS BEKOMMEN

Es ist ein weitverbreiteter Mythos, dass Brustkrebs ausschließlich Frauen betrifft. Tatsächlich können ebenso Männer Brustkrebs entwickeln, wenn auch wesentlich seltener als Frauen. Die geringe Prävalenz von Brustkrebs bei Männern hat jedoch leider zu einer Unterschätzung und mangelnden Aufklärung über diese Möglichkeit geführt.

Diese wichtigen Fakten widerlegen diesen Mythos:

- **Männer haben ebenfalls Brustgewebe:** Obwohl Männer weniger Brustgewebe als Frauen haben, besitzen sie dennoch Brustdrüsen und -gewebe. Dies bedeutet, dass auch bei Männern eine gewisse Anfälligkeit für Brustkrebs besteht.
- **Brustkrebs bei Männern ist seltener:** Brustkrebs bei Männern macht einen Prozent aller Brustkrebsfälle aus, das sind immerhin 700 Männer pro Jahr in Deutschland.
- **Die Diagnosestellung kann verzögert sein:** Aufgrund der geringen Wahrnehmung von Brustkrebs bei Männern kann die Diagnose verspätet erfolgen. Oft wird ein Knoten in der Brust von Männern nicht als potenzielles Anzeichen für Brustkrebs erkannt, was zu einer späten Diagnose führen kann.
- **Risikofaktoren bei Männern:** Einige Risikofaktoren, die Brustkrebs bei Männern erhöhen können, sind genetische Veranlagung, familiäre Vorgeschichte von Brustkrebs, Klinefelter-Syndrom, Lebererkrankungen und übermäßiger Östrogenkonsum.
- **Früherkennung und Aufklärung:** Männer sollten sich die Möglichkeit von Brustkrebs bewusst machen und Veränderungen in der Brust, wie Knoten, Schwellungen oder Veränderungen der Haut, ernst nehmen. Dafür ist eine regelmäßige Selbstabtastung der Brust notwendig, mindestens einmal im Vierteljahr. Früherkennung und rechtzeitige medizinische Untersuchungen sind entscheidend für die bestmögliche Behandlung.

Es ist wichtig, das Bewusstsein zu schärfen, dass Männer sehr wohl Brustkrebs entwickeln können. Jeder sollte sich über die Risiken und Anzeichen von Brustkrebs informieren und bei Bedarf medizinische Beratung suchen. Frühe Erkennung und Behandlung sind entscheidend, um die besten Chancen auf eine erfolgreiche Genesung zu gewährleisten.

DIE INNEREN GESCHLECHTSORGANE

Nun haben wir bereits ausführlich die Stars der männlichen Geschlechtsorgane kennengelernt. Doch wie bereits in Kapitel 1 im Abschnitt »Die Sexorgane – das perfekte Ensemble!« auf Seite 12 beschrieben, gibt es auch hinter den Kulissen Akteure, die genauso wichtig sind: die inneren Geschlechtsorgane. Diese unsichtbaren Helden tragen zur männlichen Fortpflanzung und sexuellen Funktion bei, während sie im Verborgenen agieren. Einige Schlüsselfiguren dieser faszinierenden Anatomie sind:

- **Hoden:** Die Hoden produzieren wie verborgene Schatzkammern nicht nur Spermien, sondern auch das männliche Sexualhormon Testosteron. Diese kleinen, ovalen Organe sind die Meister der Fruchtbarkeit und maskulinen Entwicklung.
- **Nebenhoden:** Als Partner der Hoden spielen die Nebenhoden eine wichtige Rolle bei der Reifung der Spermien. Sie sind wie feinfühlige Regisseure, die die Spermien für ihren Auftritt auf der großen Bühne vorbereiten.
- **Samenleiter:** Die Samenleiter sind die geschickten Kanalsysteme, die die reifen Spermien vom Nebenhoden zur Harnröhre transportieren, bereit für ihre aufregende Reise zur Eizelle.
- **Samenblasen:** Wie fleißige Produzenten erzeugen die Samenblasen eine Flüssigkeit, die einen wichtigen Bestandteil des Samens bildet. Diese Flüssigkeit enthält Nährstoffe und Substanzen, die die Spermien auf ihrer Reise unterstützen.

- **Prostata:** Die Prostata, der Regisseur im Hintergrund, produziert eine Flüssigkeit, die den Großteil des Ejakulats ausmacht. Sie umgibt die Harnröhre und sorgt für eine reibungslose Samenübertragung durch die von ihr ausgelöste Ejakulation. Mit dem Höhepunkt wird die Prostata damit zum eigentlichen Star des Abends!

Diese inneren Geschlechtsorgane arbeiten im Team, koordinieren sich miteinander und spielen eine entscheidende Rolle bei der Fortpflanzung und sexuellen Funktion. Sie sind die unsichtbaren Akteure im komplexen Drama des menschlichen Lebens, die im Hintergrund agieren und dennoch eine beeindruckende Leistung erbringen.

13 Was machen eigentlich die Samenblasen?

Die Samenblasen sind so etwas wie die verlässlichen Produzenten, die einen wichtigen Beitrag zum großen Auftritt leisten. In einer raffinierten Choreografie produzieren sie eine Flüssigkeit, die wie ein geheimes Elixier ist – ein Elixier, das das Ejakulat zu einer einzigartigen und kraftvollen Substanz macht. Diese von den Samenblasen produzierte Flüssigkeit trägt mit folgenden Eigenschaften zur Qualität und Quantität des Ejakulats bei:

Flüssigkeitszusammensetzung: Die Flüssigkeit der Samenblasen enthält Zucker (Fruktose) als Energielieferant für die Spermien. Sie trägt dazu bei, die Beweglichkeit der Spermien aufrechtzuerhalten und ihre Langlebigkeit zu fördern.

Pufferwirkung: Ähnlich wie das Prostatasekret, das basisch ist, trägt auch die Flüssigkeit der Samenblasen dazu bei, die saure Umgebung der weiblichen Vagina auszugleichen. Dies schafft eine günstigere Umgebung für die Spermien, wenn sie auf ihrem Weg zur Eizelle unterwegs sind.

Samenübertragung: Die Flüssigkeit der Samenblasen wird während der Ejakulation freigesetzt und mischt sich mit dem Prostatasekret und den Spermien, um das Ejakulat zu bilden. Diese Mischung ist essenziell für die Übertragung der Spermien während des Geschlechtsverkehrs.

Die Samenblasen sind somit mehr als nur stille Hintergrundspieler. Sie tragen maßgeblich zur Komposition des Ejakulats bei und spielen eine Schlüsselrolle bei der Unterstützung der Spermien während ihrer Mission, eine Eizelle zu befruchten. In der Choreografie der männlichen Fortpflanzung sind die Samenblasen zweifellos ein integraler Teil des Ensembles.

14 Warum ist die Prostata das eigentliche Sexorgan des Mannes?

In der faszinierenden Welt der männlichen Anatomie kann man die Prostata mit Recht als einen regelrechten Superstar bezeichnen, der zwar hinter den Kulissen agiert, aber dennoch die Bühne dominiert. Als Teil des inneren Ensembles der männlichen Geschlechtsorgane hat die Prostata eine ganze Reihe von lebenswichtigen Funktionen, die das sexuelle Erleben auf einzigartige Weise beeinflussen.

Die Prostata, eine kastaniengroße Drüse unterhalb der Blase, ist mehr als nur ein Nebendarsteller; sie ist eine Art Regisseur, der das Bühnenbild für den großen Auftritt vorbereitet. Diese unscheinbare Drüse ist für die Produktion einer Flüssigkeit verantwortlich, die einen Hauptbestandteil des Ejakulats bildet. Dieses Ejakulat, das beim Orgasmus freigesetzt wird, transportiert nicht nur die Spermien, sondern enthält auch Nährstoffe und Enzyme, die den Spermien auf ihrer Reise zur Eizelle helfen. Das Prostatasekret, das im Ejakulat enthalten ist, hat mehrere Funktionen:

- **Nährstoffe:** Die Prostata produziert eine Flüssigkeit, die verschiedene Nährstoffe enthält, darunter Enzyme, die dazu dienen, die Spermien mit Energie und Nährstoffen zu versorgen, um sie auf ihre Reise zur Eizelle vorzubereiten.
- **Pufferwirkung:** Die Flüssigkeit der Prostata hat eine basische (alkalische) Natur, die dazu beiträgt, die saure Umgebung der Vagina zu neutralisieren. Dies schützt die Spermien vor einem zu sauren Milieu, während sie sich durch den Fortpflanzungstrakt der Frau bewegen.

- **Flüssiges Medium:** Die Flüssigkeit der Prostata bildet den Großteil des Ejakulats und dient als Medium, das die Spermien trägt und schützt, während sie aus dem männlichen Körper ausgeschieden werden.

80 Prozent des Spermas werden in der Prostata produziert, das heißt, das Ejakulat besteht zum überwiegenden Teil aus Prostatasekret. Es enthält die Spermien, die von den Hoden produziert werden (Seite 158), sowie Enzyme und Flüssigkeiten aus Samenblasen, Samenleitern und Nebenhoden. Diese verschiedenen Komponenten bilden zusammen das Ejakulat, das während der sexuellen Erregung angereichert und bei der Ejakulation hinausgeschleudert wird, um Lustgefühl, den Orgasmus, zu vermitteln. Zugleich bildet es damit die Grundlage für die Fortpflanzung. Das Ejakulat ist also eine komplexe Mischung aus verschiedenen Sekreten und Spermien, die gemeinsam dazu dienen, die Spermien zu schützen, zu transportieren und bei der Befruchtung der weiblichen Eizelle zu unterstützen.

Doch die Prostata ist nicht nur für die Quantität verantwortlich, sondern auch für die Qualität des sexuellen Erlebens. Bedingt durch ihre Nähe zur Harnröhre kann die Prostata bei der Stimulation während des sexuellen Akts eine wichtige Rolle spielen. Einige Männer erleben eine erhöhte sexuelle Erregung und intensivere Orgasmen durch die Stimulation der Prostata im Rahmen einer Prostata-Massage, denn die Prostata kann gewissermaßen auch als G-Punkt des Mannes bezeichnet werden. Zusätzlich zu ihren sexuellen Funktionen hat die Prostata auch eine wichtige gesundheitliche Bedeutung. Sie kann im Laufe des Lebens anfällig für Erkrankungen werden, wie gutartige Prostatavergrößerung, aber auch Prostatakrebs, was die Notwendigkeit von regelmäßigen Untersuchungen und Vorsorgemaßnahmen unterstreicht.

Die Bezeichnung der Prostata als »Sexorgan des Mannes« zeigt deren zentrale Rolle im Hinblick auf Sexualität, sexuelles Erleben, Fortpflanzung und Männergesundheit. Sie ist der eigentliche Hauptdarsteller in dieser komplexen Inszenierung der männlichen Sexualität.

15 Welche Symptome deuten darauf hin, dass meine Prostata vergrößert ist?

Manchmal erleben wir ungewohnte körperliche Symptome im Hinblick auf das Wasserlassen beziehungsweise Schmerzen oder Ziehen im Unterleib, die darauf hinweisen können, dass sich eine Prostatavergrößerung anbahnt. Dabei können folgende charakteristischen Symptome auftreten:

Häufiges Wasserlassen: Wenn du bemerkst, dass du öfter zur Toilette musst, besonders nachts, könnte das auf eine vergrößerte Prostata hindeuten. Die Prostata kann die hintere Harnröhre verengen und den Urinfluss abschwächen.

Schwacher Harnstrahl: Typischerweise wird der Harnstrahl schwächer. Dies ist insbesondere nachts oder am Morgen der Fall, da die Prostata durch die Bettwärme und die Blutfüllung in den Morgenstunden nochmals an Volumen zunimmt. Das sogenannte Miktionsvolumen (die Urinmenge, die ausgeschieden wird) liegt normalerweise zwischen 350 und 450 Millilitern, wird aber bei einer vergrößerten Prostata weniger. Das heißt, es kommt zum Wasserlassen in kurzen Abständen mit kleineren Urinmengen. Typisch ist außerdem, dass eine morgendliche Startverzögerung oder das Harnstottern (Entleerung des Harns mit einzelnen stakkatoartigen Spritzern) auftritt. Die vergrößerte Prostata kann den Harnfluss behindern und diese Veränderungen verursachen.

Schwierigkeiten beim Wasserlassen oder Harnverhaltung: Wenn es dir schwerfällt, den Harnfluss zu starten (Startverzögerung), oder wenn du das Gefühl hast, dass deine Blase nicht richtig entleert wird, könnte das ein Anzeichen für eine vergrößerte Prostata sein. Dies kommt typischerweise nach langem Sitzen (längere Autofahrt), Sitzen auf einer kalten Unterlage oder dem ersten Wasserlassen in den Morgenstunden vor.

Einschießender Harndrang: Plötzlicher, starker Harndrang (imperativer Harndrang), den du kaum unterdrücken kannst, könnte auf eine Beeinträchtigung durch die vergrößerte Prostata hinweisen.

Nachtröpfeln oder Harninkontinenz: Eine Prostatavergrößerung führt zunehmend zum Nachträufeln, da der Abstand zwischen innerem und äußerem Schließmuskel zunimmt und damit die Urinmenge größer wird, die sich nach Entspannung des äußeren Schließmuskels entleert. Das führt zu lästigen Flecken in der Unterhose.

Harnwegsinfektionen: Wiederholte Harnwegsinfektionen können auch ein Hinweis auf Prostatavergrößerung mit Restharnbildung sein, da Bakterien sich leichter in dem in der Harnblase zurückbleibenden Resturin vermehren können und so zu einer Harnwegsinfektion führen.

Blut im Urin: Blut im Urin ist immer ein urologisches Warnzeichen, manchmal kann es aber auch bei einer ausgeprägten Prostatavergrößerung zu einer Blutung aus den Prostatavenen (Prostatavarizenblutung) kommen, welche ursächlich für Blut im Urin sein kann. In jedem Fall sollte beim Auftreten von Blut im Urin immer eine Blasenspiegelung erfolgen, um zweifelsfrei die Blutungsursache feststellen zu können.

All diese Symptome können auf eine vergrößerte Prostata hinweisen, aber auch auf andere Erkrankungen. Wenn du eines oder mehrere dieser Symptome bemerkst, ist es ratsam, eine urologische Praxis für eine genaue Untersuchung und Diagnosestellung aufzusuchen.

16 Muss ich mir über eine vergrößerte Prostata Sorgen machen?

Eine Benigne Prostatahyperplasie (BPH), die gutartige Vergrößerung der Prostata, betrifft etwa 50 Prozent der Männer über 50 Jahre und ist damit eine echte Volkskrankheit. Die Hälfte der betroffenen Männer muss deshalb medikamentös oder operativ behandelt werden. Wenn du die in der vorherigen Antwort beschriebenen Symptome als Hinweise für eine Vergrößerung der Prostata entwickelst, solltest du dich an deinen Urologen oder deine Urologin wenden.

Da dies häufig zu Missverständnissen führt, ist es wichtig zu unterstreichen, dass die gutartige Prostatavergrößerung keinen Einfluss auf das Prostatakrebsrisiko hat.

Mit fortschreitendem Alter kann sich die Prostata vergrößern. Dies liegt daran, dass infolge von altersbedingten hormonellen Veränderungen überschüssiges, funktionsloses Bindegewebe entlang der prostatischen Harnröhre wuchert und damit den Blasenausgang einengt. Das mag anfänglich harmlos und lästig sein; mit den Jahren kann es aber starken Leidensdruck erzeugen und die Lebensqualität erheblich beeinträchtigen. Das Problem ist, dass die Prostata damit wie ein schlecht platziertes Möbelstück in deinem Wohnzimmer werden kann. Sie kann den Blasenausgang zuwuchern und die hintere Harnröhre verengen, die den Urin aus deiner Blase leitet. Dies kann dazu führen, dass einige unangenehme Harnprobleme auftreten.

Du könntest feststellen, dass du öfter zur Toilette musst, besonders nachts. Oder vielleicht wird der Harnstrahl schwächer und du hast Schwierigkeiten, das Wasserlassen zu beginnen. Überfallsartiger Harndrang oder das Gefühl, dass deine Blase nie richtig leer ist, könnten ebenfalls auf eine BPH hinweisen. Andere Symptome haben wir bereits im Rahmen der zuvor beantworteten Frage besprochen.

Eine BPH ist in der Regel gutartig und kann mit unterschiedlichen Methoden behandelt werden, von Medikamenten bis hin zu operativen Verfahren. Wenn du denkst, dass du eine BPH entwickelt haben könntest, ist es ratsam, eine urologische Praxis aufzusuchen. Schließlich verdienen sowohl du als auch deine Prostata die beste Betreuung.

17 Muss eine vergrößerte Prostata operiert werden?

Eine vergrößerte Prostata bedeutet nicht zwangsläufig, dass du gleich unters Messer musst. Auf die Frage, ob eine Operation notwendig ist oder nicht, sollte eine möglichst maßgeschneiderte Antwort folgen, die von verschiedenen Faktoren abhängt.

Zunächst einmal schaut die Urologin oder der Urologe sich deine Symptome genauer an. Wenn deine Harnprobleme nur leicht ausgeprägt sind und deine Lebensqualität nicht wesentlich beeinträchtigen, kommen weniger invasive Behandlungsoptionen infrage. Das könnte bedeuten, Medikamente einzunehmen, die die Symptome lindern und die Prostata verkleinern können. Natürlich kann man es zunächst mit pflanzlichen

Präparaten versuchen, leichte Beschwerden der Prostata zu lindern. Hierzu gibt es eine breite Palette, wie zum Beispiel Sägepalm- oder Kürbisextrakt bis hin zu Nahrungsergänzungsmitteln (siehe Anhang, Seite 240).

Als erster Schritt werden sogenannte Alpha-Blocker verordnet: Medikamente, die die Muskulatur in der Prostata entspannen und das Wasserlassen verbessern. Sie führen in aller Regel zu einer deutlichen Linderung der Symptome und werden meist als erste Option eingesetzt. Sogenannte 5-Alpha-Reduktase-Hemmer können die Prostata verkleinern und stellen somit gewissermaßen eine Art chemische Prostataoperation dar. Allerdings bestehen Nebenwirkungen im Hinblick auf Abschwächung der Libido und Potenz sowie Vergrößerung der Brustdrüsen, die den Einsatz dieser Medikamente limitieren.

Wenn die Symptome ernster werden, eine medikamentöse Therapie nicht mehr ausreicht, um die Beschwerden zu lindern, und deine Lebensqualität damit eingeschränkt wird, kann eine operative Behandlung ein sinnvoller Weg sein, die Beschwerden loszuwerden. Die Entscheidung darüber wird nicht leicht gemacht. Verschiedene strenge Kriterien müssen für die Empfehlung, eine Prostataoperation durchführen zu lassen, erfüllt sein. Diese sind:

- deutliche Einschränkung der Lebensqualität (gemessen am IPSS: Selbsttest für Prostatabeschwerden, den du auch auf der Website www.uropraxis-ulm.de durchführen kannst)
- erhöhter Restharn oder eventuell sogar Harnverhalt
- deutlich abgeschwächter Harnfluss, gemessen durch Uroflow
- Versagen einer medikamentösen Therapie

Kommen diese Faktoren zusammen, kann dir deine Urologin oder dein Urologe zu einer Prostataoperation raten. Der sogenannte Goldstandard heute ist die Laseroperation der Prostata durch die Harnröhre. In der Regel wird ein Holmium- oder Thulium-Laser eingesetzt. Die Prostataoperation hat leider häufig einen Einfluss auf die Ejakulation: Meistens kommt es in der Folge zu einer retrograden Ejakulation, das heißt, der Samenerguss geht nach hinten in die Blase. Daher sind für jüngere Patienten alternative

Verfahren, wie der Aquabeam oder der Greenlight-Laser, eine Alternative, die bei vielen Männern die Fähigkeit zur Ejakulation erhält.

Nach meiner klinischen Erfahrung sind die meisten Männer vier Wochen nach dieser Therapie deutlich erleichtert und nach drei Monaten der Meinung, sie hätten sich eher operieren lassen, wenn sie früher von dieser Methode gewusst hätten. Voraussetzung ist jedoch, dass die Indikation zur Operation stimmt, das heißt, sich nicht zu früh, aber auch nicht zu spät operieren zu lassen!

Natürlich ist das keine Entscheidung, die leichtfertig getroffen werden sollte. Deine Urologin oder dein Urologe wird dich verantwortungsvoll beraten, um gemeinsam mit dir die beste Vorgehensweise zu besprechen, basierend auf deinem Gesundheitszustand und der Schwere deiner Symptome, um deine Lebensqualität zu verbessern und die Probleme mit dem Wasserlassen zu bewältigen.

18 Kann ich meine Prostata auf natürlichem Wege verkleinern?

Es gibt durchaus Möglichkeiten, durch vermehrte Aufnahme von bioaktiven Pflanzenstoffen die Wachstumsrezeptoren der Prostatazellen zu blockieren, und außerdem durch eine gezielte antioxidative Ernährung das Risiko für Prostatakrebs zu senken. Zu diesem Thema habe ich Ernährungsempfehlungen auf der Basis wissenschaftlicher Studien zusammengestellt, die ich dir im Folgenden vorstellen möchte.

Bioaktive Pflanzenstoffe oder Prostatadiät

Grundsätzlich gilt, dass eine eher vegetarische, mediterrane oder südostasiatische Diät geeignet ist, das Prostatakrebsrisiko zu senken und das Wachstum der Prostata zu reduzieren. Ich habe mich mit diesem Thema intensiv befasst und habe im Rahmen der von mir empfohlenen Prostatadiät einige wertvolle Hinweise zusammengestellt. Elemente davon sind zum Beispiel Kürbiskerne, Granatapfel, Tomatensaucen, Brokkoli, Chilischote, Kurkuma mit schwarzem Pfeffer, um nur einige zu nennen.

Phytotherapie

Einige bioaktive Pflanzenstoffe, wie Sägepalme, Brennnesselwurzel und Kürbiskernextrakt, haben eine reizlindernde Wirkung. Diese Pflanzen wurden traditionell zur Linderung von Prostatabeschwerden eingesetzt. Eine von mir mitentwickelte Rezeptur mit Inhaltsstoffen aus Ayurveda und traditioneller chinesischer Medizin enthält diese empfohlenen Inhaltsstoffe in einem ausgewogenen Verhältnis (weitere Informationen hierzu findest du in Anhang auf Seite 240).

Aktiver Lebensstil

Regelmäßige körperliche Bewegung kann dazu beitragen, die Durchblutung zu fördern und die allgemeine Gesundheit zu verbessern, was sich positiv auf die Prostata auswirken könnte.

Stressbewältigung

Chronischer Stress kann sich negativ auf die Prostata auswirken. Das Erlernen von Stressbewältigungstechniken, wie Meditation, Yoga oder tiefes Atmen, könnte dazu beitragen, die Gesundheit der Prostata zu unterstützen.

Flüssigkeitszufuhr

Ausreichend Wasser zu trinken, kann helfen, die Harnwege zu unterstützen und die Prostatafunktion zu verbessern.

HARNDRANG UND HYGIENE

Der natürliche Drang, die Blase zu entleeren, ist ein zentraler Aspekt unserer Körperfunktion, während die richtige Hygiene eine wesentliche Rolle bei der Erhaltung unserer Gesundheit und des Wohlbefindens spielt. Über die Blasenentleerung werden mit dem Urin Stoffwechselabbauprodukte ausgeschieden. Hygiene und die richtige Flüssigkeitszufuhr sind eine wichtige Grundlage, damit dieser Prozess einwandfrei ablaufen kann, um somit lebenswichtige Körperfunktion bestmöglich zu erhalten.

19 Wie viel Wasserlassen ist normal?

Unser Körper ist ein wunderbares Zusammenspiel von verschiedenen Stoffwechselprozessen, der Harndrang ist Teil davon. Die normale Häufigkeit des Wasserlassens kann von Person zu Person variieren; dies ist abhängig von Faktoren wie Flüssigkeitsaufnahme, Aktivitätslevel und individuellen Unterschieden. Das durchschnittliche Volumen der Harnausscheidung liegt dabei zwischen 350 und 450 Millilitern. In der Regel muss man ungefähr alle zwei bis vier Stunden urinieren. Ein gesundes Flüssigkeitsniveau im Körper ist wichtig. Deshalb beachte, dass deine tägliche Flüssigkeitszufuhr 1,5 bis 2 Liter beträgt. Übermäßiges oder zu häufiges Wasserlassen können Krankheitssymptome darstellen und sollten dann, wenn sie anhalten, in einer urologischen Praxis abgeklärt werden.

20 Wieso bekomme ich im Alter stärkeren Harndrang?

Das Älterwerden bringt viele Veränderungen mit sich, von grauen Haaren bis hin zu Lebenserfahrung. In Bezug auf den Harndrang gibt es jedoch auch einige spezifische Veränderungen, die auftreten können. Wenn die Jahre voranschreiten, kann es sein, dass du einen stärkeren Harndrang bemerkst, der dich häufiger zur Toilette führt (siehe Seite 223). Dies könnte auf verschiedene Faktoren zurückzuführen sein, die mit dem Alterungsprozess in Verbindung stehen.

Einer der Hauptfaktoren ist die Prostata. Die Prostata, diese kleine Drüse mit großer Verantwortung, kann im Laufe der Zeit wachsen – ein natürlicher Prozess, der als Benigne Prostatahyperplasie (BPH) bekannt ist. Diese Vergrößerung kann dazu führen, dass die Prostata auf die Harnröhre drückt und den Urinfluss beeinflusst. Der Körper antwortet darauf mit einem stärkeren Harndrang, um die Blase zu entleeren und den Druck zu verringern. Mehr dazu liest du im Abschnitt »Anatomie und Funktion der inneren Geschlechtsorgane« auf Seite 27.

Zusätzlich dazu können auch Veränderungen der Nerven und Muskeln des Beckenbodens auftreten, die den Harndrang beeinflussen können. Eine verringerte Blasenkapazität und eine erhöhte Empfindlichkeit der Blasenwand könnten ebenfalls zu einem stärkeren Harndrang führen.

21 Können auch Männer eine Blasenentzündung bekommen?

Oftmals denkt man bei Blasenentzündungen an ein typisches Frauenproblem, aber Männer sind nicht immun dagegen. Auch wenn es vielleicht weniger häufig ist, so sind Blasenentzündungen bei Männern dennoch möglich. Allerdings ist eine reine Blasenentzündung bei Männern eher die Ausnahme, da die Krankheitserreger, welche durch die Harnröhre nach oben wandern, immer auch durch die Prostata gelangen und damit in aller Regel eine Begleitentzündung im Sinne einer Prostatitis auslösen. Man spricht dann von einer komplizierten Harnwegsinfektion, die meist mit starken Schmerzen im Dammbereich und Fieber verbunden ist. Harnwegsinfekte bei Männern werden in der Regel durch Hautoberflächenkeime, wie Staphylokokken und Streptokokken, sowie durch Darmbakterien, wie *Escherichia coli*, Proteus und dergleichen, hervorgerufen. Diese Bakterien können in die Harnröhre gelangen und sich in Prostata oder Harnblase ansiedeln, was zu Entzündungssymptomen führt.

Die Symptome einer Harnwegsinfektion oder Prostatitis bei Männern ähneln denen bei Frauen und können häufigen Harndrang, Fieber, brennendes Gefühl beim Wasserlassen, trüben oder blutigen Urin sowie Unterbauchschmerzen umfassen. In einigen Fällen kann eine Blasenentzündung, insbesondere bei einer Begleitentzündung der Prostata, mit schwerem Krankheitsgefühl einhergehen. Wenn du Symptome einer Harnwegsinfektion bemerkst, ist es ratsam, eine urologische Praxis aufzusuchen.

22 Wie sieht die optimale Intimhygiene aus?

Eine gute Intimhygiene kann dazu beitragen, Unannehmlichkeiten zu vermeiden und deine Gesundheit zu fördern. Und das ist eigentlich ganz einfach, wenn man nur ein paar Punkte beachtet.

Sanftes Reinigen: Verwende ein mildes, unparfümiertes Reinigungsmittel und lauwarmes Wasser, um deinen Genitalbereich zu waschen. Achte darauf, die Haut nicht zu reizen, und übertreibe es nicht mit dem Waschen, da zu häufiges Reinigen den natürlichen Schutzfilm der Haut zerstört und damit das Entstehen von Infektionen begünstigt.

Regelmäßiges Wechseln der Unterwäsche: Trage Unterwäsche aus atmungsaktiven Materialien wie Baumwolle. Wechsle sie täglich, um Feuchtigkeit zu reduzieren und das Wachstum von Bakterien zu verhindern.

Nach dem Wasserlassen abtrocknen: Trockne deinen Genitalbereich nach dem Wasserlassen sorgfältig ab, um Feuchtigkeit zu minimieren, die Hautirritationen begünstigen könnte.

Atmungsaktive Kleidung: Trage lockere, atmungsaktive Kleidung, die Luftzirkulation ermöglicht. Von engen oder nicht atmungsaktiven Materialien ist abzuraten, um Feuchtigkeitsstau zu vermeiden.

Vermeide Hautirritationen: Verzichte auf parfümierte Produkte, die deine Haut reizen könnten. Auch übermäßiger Einsatz von Seifen oder Waschmitteln sollte vermieden werden.

Besondere Aufmerksamkeit bei Sport oder Aktivitäten: Nach dem Sport oder körperlichen Aktivitäten ist es wichtig, sich so bald wie möglich zu duschen und den Genitalbereich gründlich (aber sanft!) zu reinigen, um Schweiß und Bakterien zu entfernen.

Geschützter Geschlechtsverkehr: Verwende bei sexueller Aktivität mit neuen Sexualpartnern wie auch bei Analverkehr immer ein Kondom, um sowohl dich als auch die andere Person vor übertragbaren Infektionen zu schützen.

Denke daran, dass jeder Körper anders ist; du solltest auf die Bedürfnisse deines eigenen Genitalbereichs achten. Die richtige Intimhygiene kann zu einem angenehmeren und gesünderen Erlebnis führen, also sei achtsam und fürsorglich gegenüber deinem Körper.

2

HORMONE

SO KLEIN UND DOCH SO WICHTIG

Testosteron, das Schlüsselhormon des Mannes, wird häufig mit der ewigen Sehnsucht nach der Jugend in Verbindung gebracht. Daher besteht bei vielen der Wunsch, die Jugend zurückzuerobern und durch Anwendung von Testosteron einen jugendlichen Stoffwechsel zu erlangen. Ist es also sinnvoll, Testosteron zu »ersetzen«? Bei den meisten Männern fällt der Testosteronspiegel im mittleren Lebensalter nicht ab. Neben Testosteron spielen aber noch andere männliche Hormone eine Rolle.

DIE WECHSELJAHRE DES MANNES

Einen interessanten Selbstversuch hat der Autor Uwe Buse in seinem Artikel *Für immer jung!* beschrieben.[1] Darin stellt der zu dem Zeitpunkt 53-Jährige anschaulich dar, wie er eine Testosteronersatztherapie auf sich nahm und welche Veränderungen er an sich feststellte. Begleitend zur Testosteronersatztherapie verzichtete er auf Alkohol, erhöhte sein Trainingspensum und nahm damit einige Kilogramm ab. Dabei stellte er einen Aufbau der Muskelmasse und eine veränderte Selbstwahrnehmung im Hinblick auf seinen Körper fest. Die Muskeln wurden härter und praller, er fühlte sich fast euphorisch. Körperfett wandelte sich unter konsequentem Training in Muskelmasse um. Nach drei Monaten beendete er das Experiment; das sogenannte Testosteronloch blieb aus. Geblieben ist eine veränderte Lebenseinstellung mit konsequentem Training und vernünftiger Ernährung sowie reduziertem Alkoholkonsum.

Dass Testosteronmangel einen erheblichen Leidensdruck verursacht, kann ich aus meiner täglichen Praxistätigkeit bestätigen. Nicht selten sehe ich Patienten, die zum Teil schon längere Zeit unter erheblichen körperlichen Symptomen, wie Muskelschwäche, nachlassender Aktivität oder psychischen Problemen bis hin zu Depressionen, litten, bevor man durch eine Hormonuntersuchung feststellte, dass ein gravierender Testosteronmangel vorlag.

Der bekannte Dokumentarfilmer Harold Woetzel begleitete 2012 in Zusammenarbeit mit Prof. Wetterauer von der Universität Freiburg in einem Fernsehbeitrag über die Wechseljahre des Mannes einfühlsam zwei Patienten unserer Praxis, bei denen ein akuter Testosteronmangel diagnostiziert worden war und eine Therapie über drei Monate mit Testosteron eingeleitet wurde.[2] Diese Patientenschicksale zeigen eindringlich, welch großer Leidensdruck bei ausgeprägtem Testosteronmangelsyndrom auftreten kann. Am Ende des Films sind aus den beiden Betroffenen, die vor der Behandlung depressiv und am Boden zerstört waren, wieder lebensfrohe, körperlich aktive Männer geworden. Durch eine Hormonersatztherapie hatten sie ein ausgewogenes Hormongefüge zurückerhalten und so in ihr Leben zurückgefunden.

Testosteron und seine Historie

Wenn es um den männlichen Hormonhaushalt geht, denken die meisten zunächst nur an Testosteron, das Schlüsselhormon für männliche Sexualität. Dieses ist allerdings nur ein Aspekt von vielen. Am Anfang steht Testosteron, um beim Embryo die männliche Geschlechtsausbildung auf den Weg zu bringen. Der genetische Chromosomensatz XY bedingt, dass sich aus undifferenzierten Geschlechtsdrüsen Hoden entwickeln. Viele Mythen ranken sich um das zentral bedeutsame Hormon der Männlichkeit: Vor Kraft strotzen, seinen Mann stehen, muskelbepackt und potent sein – das sind Eigenschaften, die Testosteron zugeschrieben werden.

Bereits im 19. Jahrhundert hatte der britische Mediziner Brown-Séquard Forschungen über dieses Schlüsselhormon männlicher Sexualität angestellt. Er führte Experimente mit tierischen Hodenextrakten durch und fand heraus, dass es positive Auswirkungen auf Gesundheit und Vitalität habe. Als er mit 72 Jahren deutliche Anzeichen des Alterns an sich feststellte, führte er 1889 erstmals eine subkutane Injektion von Hodenextrakt im Selbstversuch durch. Zur damaligen Zeit galt er als Schöpfer der Organtherapie, seine Anwendungen sollten gegen Altersschwäche und Impotenz wirksam sein. Er gilt damit als Begründer der Testosteronersatztherapie.[3]

Testosteron ist inzwischen ein wichtiger Geschäftsbereich großer Pharmakonzerne geworden. Der Gesamtumsatz von Testosteron wuchs in 41 Industrienationen von 2000 bis 2011 durchschnittlich um das Zwölffache: Aus 150 Millionen Dollar Umsatz wurden 1,8 Milliarden, in Deutschland erhöhte sich der Umsatz in diesem Zeitraum um das Dreifache.[4]

23 Wie funktioniert der männliche Hormonhaushalt?

Die männlichen Geschlechtshormone werden mit dem Begriff »Androgene« zusammengefasst. Neben dem wichtigsten Hormon dieser Gruppe, dem Testosteron, gibt es noch weitere Hormone. Für die Gesundheit des Mannes ist es entscheidend, dass diese Hormone in der jeweils richtigen Menge und in einem Gleichgewicht miteinander vorhanden sind.

Testosteron und die Androgene

Androgene spielen eine zentrale Rolle im Hinblick auf die Entwicklung und Aufrechterhaltung der männlichen Fortpflanzungsfähigkeit sowie der Sexualfunktion. Darüber hinaus aber sind Androgene wichtige Signalgeber für unterschiedliche Stoffwechselfunktionen, auf die ich nachfolgend weiter eingehen möchte. Unterstreichen möchte ich an dieser Stelle die Bedeutung, die sie im Hinblick auf männliche Verhaltensweisen, wie beispielsweise Risikobereitschaft und Antrieb, besitzen. Das wichtigste Geschlechtshormon des Mannes, Testosteron, wird zu 90 Prozent in den Hoden produziert, alle weiteren männlichen Geschlechtshormone oder Androgene, werden in den Nebennieren gebildet.

Androgene sind ebenso für verschiedene Stoffwechselprozesse wichtig. Neben Androstendion ist vielen das DHEA (Dehydroepiandrostendion) bekannt. Dies wird in den USA häufig als »Anti-Aging-Hormon« bezeichnet. Es ist in Deutschland als Hormon für eine Ersatztherapie nicht

Testosteron bei Frauen – Östrogen bei Männern

Es ist allgemein bekannt, dass Testosteron in den Hoden produziert wird. Aber wenige wissen, dass auch Frauen geringe Menge an Testosteron in ihren Eierstöcken produzieren. Hier können genetische Faktoren, eine überschießende Produktion oder eine Veränderung am Testosteronrezeptor bei Frauen bewirken, dass typisch männliche Merkmale, wie Bartwuchs oder Geheimratsecken, in Erscheinung treten.

Aber auch beim Mann können weibliche Merkmale auftreten. Ursache hierfür ist, dass Testosteron abgebaut wird in ein zweites Androgen, das Dihydrotestosteron (DHT, siehe Seite 45), und ein Östrogen, das 17-beta-Östradiol (E2). Verschiebungen dieses Gleichgewichts oder eine erhöhte ernährungsbedingte Aufnahme von pflanzlichen Östrogenen können bei Männern zu einer Verweiblichung führen, auch als »Feminisierung« bezeichnet. Weibliche Brustansätze, auch Gynäkomastie genannt, sind neben einer Fettumverteilung, meist an den Hüften, typische Symptome hierfür.

zugelassen, wird aber im Bedarfsfall über Auslandsapotheken bezogen. DHEA hat eine zentral (also vom zentralen Nervensystem im Gehirn ausgehende) stimulierende Wirkung und ist für Libido, Antrieb und Aufmerksamkeit verantwortlich. Ich verordne es im Rahmen eines sogenannten *Off Label Use*, wenn Patienten eine entsprechende Symptomatik aufweisen. Von *Off Label Use* spricht man, wenn ein in Deutschland nicht zugelassenes Arzneimittel ärztlich verordnet wird. (Der Patient muss darüber aufgeklärt werden und sein Einverständnis per Unterschrift bestätigen.) In der Regel ist eine morgendliche Einmalgabe ausreichend, um bestehende Leistungsschwächen auszugleichen und eine Besserung der Symptomatik zu erzielen.

Androgene sind verantwortlich für Blutbildung, Muskel- und Knochenaufbau, aber auch für kognitive Funktionen, wie Wachsamkeit, Aufmerksamkeit, Antrieb und Stimmung. Bereits im Mutterleib spielen Androgene im Hinblick auf die Embryonalentwicklung eine entscheidende Rolle. Niedrige Spiegel des im Blut zirkulierenden Testosterons können hier bereits Störungen der männlichen Geschlechtsentwicklung verursachen. Diese können sich in Form von späteren Hormonstörungen, sexuellen Funktionsstörungen, verminderter Muskel- oder Knochenausbildung, aber auch hinsichtlich geistiger Funktionsstörungen auswirken.

Da eine Hodenunterfunktion und ein damit einhergehender verminderter Testosteronspiegel erhebliche Einflüsse auf Gesundheit und Wohlbefinden haben können, ist eine Hormonersatzbehandlung bei nachgewiesen niedrigen Testosteronwerten aus medizinischen Gründen durchaus sinnvoll und gerechtfertigt. Insbesondere bei genetisch bedingten Störungen, zum Beispiel dem Klinefelter-Syndrom (XXY-Chromosom), ist der frühe Einsatz einer adäquaten Hormonersatztherapie notwendig, um körperliche Schädigungen und Spätfolgen zu vermeiden.

Testosteron und DHT

Wie bereits erwähnt, wird im männlichen Körper Testosteron in Östradiol (E2) und durch das Enzym 5-alpha-Reduktase in verschiedenen Geweben des Körpers in Dihydrotestosteron (DHT) umgewandelt. DHT ist zehnfach wirksamer als Testosteron und spielt eine wichtige Rolle bei der Entwicklung und Aufrechterhaltung männlicher Merkmale, zum Beispiel die tiefe Stimme oder auch Haarausfall. Wichtige Aufgaben und Funktionen von DHT sind:

Entwicklung der männlichen Geschlechtsmerkmale: DHT ist maßgeblich für die Entwicklung primärer und sekundärer männlicher Geschlechtsmerkmale verantwortlich. Dazu gehören zum Beispiel das Wachstum von Bart- und Körperbehaarung, Vertiefung der Stimme, Wachstum der Prostata und Hoden sowie Vergrößerung der männlichen Genitalien während der Pubertät.

Haarausfall: DHT wird oft mit dem männlichen Haarausfall, auch bekannt als androgenetische Alopezie, in Verbindung gebracht. Bei genetisch anfälligen Personen kann DHT die Haarfollikel schrumpfen lassen und die Wachstumsphase der Haare verkürzen. Dies führt schließlich zu dünnerem Haar und Haarausfall.

Prostatafunktion: DHT spielt eine wichtige Rolle in der Prostata, wo es das Wachstum und die Funktion dieses Organs beeinflusst. Ein erhöhter DHT-Spiegel kann zu gutartiger Prostatavergrößerung (siehe Seite 32) führen.

Muskelwachstum: DHT kann auch die Entwicklung von Muskelmasse und -stärke unterstützen, indem es die Aktivität von Muskelzellen fördert.

Libido und sexuelle Funktion: DHT trägt zur Erhaltung der sexuellen Funktion und Libido bei Männern bei.

Gesundheit der Haut: DHT beeinflusst die Talgdrüsen der Haut und kann daher Auswirkungen auf die Fettigkeit der Haut und die Entstehung von Akne haben.

Gesundheit der Knochen: DHT ist auch an der Aufrechterhaltung der Knochendichte beteiligt und spielt eine Rolle bei der Verhinderung von Osteoporose.

Produktion von Testosteron

Die Testosteronproduktion und -freisetzung erfolgen zu über 90 Prozent in den sogenannten Leydig-Zellen der Hoden. Ihre Freisetzung unterliegt einer zentralen Steuerung durch die Hypophyse, auch Hirnanhangsdrüse genannt. Sie steuert wie eine innere Uhr die Hormonproduktion in einem vorgegebenen Rhythmus, dem sogenannten zirkadianen Rhythmus. Dieser bewirkt, dass in den Morgenstunden vermehrt Testosteron freigesetzt wird und am Abend die Hormonausschüttung nachlässt. Am Morgen sind also hohe Werte zu erwarten, die im Lauf des Tages sinken und am Abend niedrig sind. Deshalb ist eine Blutabnahme bei Männern unter 50 Jahren in den Morgenstunden nüchtern zwischen 7 und 11 Uhr sinnvoll. Erst wenn in zwei unabhängigen Blutuntersuchungen unter den genannten Untersuchungsbedingungen ein Hormonmangel nachweisbar ist, besteht eine medizinische Grundlage für eine Hormonersatztherapie (siehe Seite 58). Bei älteren Männern lässt diese sogenannte Tagesrhythmik, die zirkadiane Rhythmik, nach, sodass die Spiegel am Abend nicht signifikant anders sind als am Morgen.[5]

Die wichtigsten Männerhormone auf einen Blick

Testosteron: Das zentrale männliche Sexualhormon wird durch die Leydig-Zellen im Hoden produziert. Es ist wichtig für Sexualität, Knochendichte, Blutbildung und Aufbau der Muskelmasse.
Freies Testosteron: der Anteil des für die Zelle verfügbaren Testosterons, der nicht an SHBG (siehe unten) gebunden ist. Es ist für die Testosteronwirkung am Zellrezeptor verantwortlich – je höher der Anteil, umso besser!
DHT (Dihydrotestosteron): Es entsteht bei der Aufspaltung von Testosteron in DHT und Östradiol (E2). Es ist verantwortlich für die Sexualfunktion, fördert aber auch den Haarausfall b**ei genetischer Veranlagung.**
DHEA (Dehydroepiandrostendion): ist ein männliches Hormon (Androgen). Es wird in der Nebenniere produziert und ist verantwortlich für Lust (Libido) und Stimmung.
E2 (17-beta-Östradiol): entsteht beim Abbau von Testosteron neben DHT, verantwortlich für Brustdrüsenwachstum, Ansammlung von Bauchfett, stimuliert die SHBG-Bildung in der Leber und führt damit zu einem Abfall des freien Testosterons.
SHBG (Sexualhormonbindendes Globulin): Es transportiert Testosteron als Transporteiweiß im Körper. Je mehr gebunden ist, umso weniger Testosteron ist verfügbar. Je niedriger der SHBG-Spiegel ist, umso besser ist es!

Neben der Tageszeit als einer der Impulsgeber für die Testosteronproduktion spielen auch Faktoren wie Lichtstimulation der Netzhaut eine wichtige Rolle. Sonnenlicht stimuliert die Netzhaut, die wiederum direkt mit dem Zentralhirn, dem Hypothalamus, verbunden ist. Lichtstimulation regt also das Zentralhirn an. Die Lichtstimulation führt deshalb zu einer vermehrten Ausschüttung von Botenstoffen *(Gonadotropine)* und einem Signal von der Hirnanhangsdrüse an die Hoden mittels LH (luteinisierendes Hormon), welches die Testosteronproduktion in den Hoden stimuliert. Die Jahreszeit hat einen weiteren erheblichen Einfluss auf die Hormonproduktion: Während im Winter durch Lichtmangel eher niedrige Werte zu erwarten sind, kommt es durch vermehrte Sonnenlichtexposition und Netzhautstimulation zu den Frühlingsgefühlen mit dem Hormonhoch und der Steigerung des Sexualtriebs.

Im Blut ist Testosteron an ein Transporteiweiß gebunden, das SHBG (Sexualhormonbindendes Globulin). Dieses Transporteiweiß ist deshalb so wichtig, weil es Testosteron bindet und das gebundene Hormon nicht für die Zelle zur Verfügung steht. Nur das nicht gebundene freie Testosteron kann also am Zellrezeptor andocken und seine Wirkung entfalten!

Im Laufe des Lebens nimmt die Testosteronproduktion beim Mann ab. Dies ist normal. Neben den Wechseljahren der Frau, der Menopause, gibt es auch die Wechseljahre des Mannes: die Andropause. In der Abbildung auf Seite 55 ist dargestellt, wie die Testosteronproduktion mit den Jahren abnimmt. Im nächsten Abschnitt erfährst du, wie sich der Körper bei einem Testosteronmangel anfühlt.

24 Welche Symptome deuten auf ein Ungleichgewicht meiner Hormone hin?

Wie beschrieben, beeinflussen die Androgene viele verschiedene Funktionen beim Mann. Für Wohlbefinden und Gesundheit ist es wichtig, dass Testosteron, freies Testosteron, Dihydrotestosteron, Dihydroepiandrostendion und 17-beta-Östradiol in der jeweils richtigen Konzentration im Körper vorliegen. Aus unterschiedlichen Gründen jedoch kann es hier zu einem Ungleichgewicht kommen, was sich an mehreren Veränderungen bemerkbar machen kann. Symptome, die bei einem Testosteronmangel häufig auftreten, sind:

- Lustlosigkeit und Mattigkeit
- Nachlassen der Muskelkraft
- Glieder- und Gelenkschmerzen
- Gefühlsschwankungen und Reizbarkeit
- innere Unruhe
- verminderte Konzentrationsfähigkeit
- Nachlassen der Lust auf Sexualverkehr
- Potenzstörungen
- Schweißausbrüche
- vermehrte Wärmeempfindlichkeit
- Schlafstörungen oder erhöhtes Schlafbedürfnis
- Gewichtszunahme ohne Veränderung der Lebensgewohnheiten

Testosteron und die Sexualität

Ein Frühsymptom bei Androgenmangel ist häufig die nachlassende Libido. Plötzlich wird Fußball wichtiger als Sex. Es folgen Stimmungsschwankungen, Antriebsstörungen, aber auch innere Unruhe und erhöhte Reizbarkeit. Manche berichten über ein Nachlassen der Konzentrationsfähigkeit. Auch hier verzweifeln viele, weil die im sozialen Umfeld vorher bekannte Lebensfreude abhandenkommt und man sich nur noch, wie mir ein Patient einmal sagte, »wie ein Schluck Wasser in der Kurve« vorkomme. Betroffene beklagen nachlassende Tatkraft. Sie haben keine Lust mehr, Sport zu treiben; soziale Aktivitäten, die man vorher gepflegt hat, werden vernachlässigt. Es resultieren Stimmungsschwankungen, die sich häufig auf den sozialen Frieden zu Hause auswirken. Beziehungskrisen, Trennung und Abwendung des Familienumfelds können die Folge sein. Manche flüchten sich in Alkohol oder werden medikamentenabhängig. Andere leiden unter Gefühlsschwankungen, innerer Unruhe und Depressionen. Das Nachlassen der Konzentrationsfähigkeit, das viele Betroffene beklagen, führt zu einer Reduktion der Leistungsfähigkeit am Arbeitsplatz und Schwierigkeiten im beruflichen Umfeld.

Körperliche Veränderungen bei Androgenmangel

Knochengerüst: Androgene hemmen den Knochenabbau und fördern den Knochenaufbau. Testosteronmangel führt zu Osteoporose und erhöht das Risiko für Knochenbrüche im Alter.

Muskulatur: Androgene bewirken eine Zunahme der Muskelmasse und Muskelkraft (anabole Wirkung). Ein Mangel führt zu Kraftminderung und Muskelabbau. Rückenschmerzen können die Folge sein.

Fettgewebe: Androgene bewirken eine Zunahme der fettfreien Körpermasse. Ein Androgenmangel führt zur Umwandlung von Muskelmasse in Fettgewebe, der Fettanteil am Körpergewicht steigt, vor allem der Anteil der viszeralen Fettmasse, also dem Fett, das sich zwischen den Organen im Bauchraum ansammelt und den »Bierbauch« formt. Klingt niedlich, kann aber sehr gesundheitsgefährdend sein.

Haut und Haare: Androgene beeinflussen die Hauttalgproduktion, stimulieren das Bart- und Körperhaarwachstum. Bei Mangel wird die Haut trockener, die Barthaare sprießen langsamer.

Psyche: Androgene beeinflussen die Stimmungslage, Konzentrations- und Merkfähigkeit. Ein Mangel führt zu depressiver Verstimmung, Antriebslosigkeit und Merkfähigkeitsstörungen, die Durchsetzungsfähigkeit, zum Beispiel im Berufsleben, sinkt.

Sexualfunktion: Androgene sind Sexualhormone, welche die Lust auf Sex, sexuelle Fantasien, spontane nächtliche Erektionen sowie die Häufigkeit von Orgasmen und Ejakulationen beeinflussen. Ein Mangel bewirkt sexuelle Lustlosigkeit und Erektionsstörungen. Die äußeren Genitalien bilden sich zurück.

Blutbildung: Androgene stimulieren die Blutbildung *(Erythropoese)*. Ein Mangel führt zu Blässe und Blutarmut *(Anämie)*. Müdigkeit und Leistungsschwäche können die Folge sein.

Stoffwechsel und Kreislauf: Androgene senken LDL-Cholesterin und das Gesamtfett. Studien zufolge gehen vergleichsweise hohe Testosteronspiegel mit einem niedrigeren Risiko kardiovaskulärer Erkrankungen einher.[6]

Bei Zunahme des Testosteronmangels treten Erektionsstörungen auf, die Frustration wächst. Bei wiederholten sexuellen Fehlversuchen resultiert Versagensangst, es können Spannungen in der Beziehung und Probleme in der Partnerschaft auftreten. Je größer die Frustration ist, umso schlechter wird die Basis für guten Sex. Das Ergebnis ist leider, dass Betroffene sich häufig zurückziehen: Sex wird vermieden, um sich nicht wieder zu blamieren; das Sexualleben schläft ein.

In dieser Situation kann eine gezielte Hormonersatztherapie (siehe Seite 58) plus Behandlung mit erektionsfördernden Medikamenten eine optimale Starthilfe sein, den »turnaround« zu schaffen und das Ruder wieder herumzureißen. Neben der medikamentösen Therapie ist die optimale Basis dafür eine verständnisvolle und mitfühlende Partnerschaft. Deshalb ist es wichtig, die Probleme und Selbstzweifel offen anzusprechen und ärztlichen Rat einzuholen. Damit wird der Erwartungsdruck entscheidend reduziert, die Frustration ist nicht mehr so groß – und nach dem Motto »Gemeinsam ist man stärker« kommt man am ehesten wieder aus der Krise.

Testosteron, Muskelkraft und Körpergewicht: Testosteron ist ein anaboles Hormon: Wenn es vorhanden ist, wächst die Muskelmasse, wenn es fehlt, wird Muskelmasse abgebaut. Letzteres führt dazu, dass Muskelmasse in Fettgewebe umgebaut wird. Als Folge nehmen die betroffenen Männer, wie bereits erwähnt, an Gewicht zu, ohne dass sie ihre Essgewohnheiten geändert hätten. Diese Situation mündet in einem Teufelskreis, denn die Zunahme des Bauchfetts (viszerales Fettgewebe) beschleunigt durch Veränderung des Stoffwechsels die Gewichtszunahme. Die vom Bauchfett produzierte Substanz Leptin wirkt wie ein Hormon und signalisiert normalerweise dem Hypothalamus, einer bestimmten Struktur im Gehirn, den Anstieg des Blutfettspiegels und damit ein Sättigungsgefühl. Bei zunehmender Adipositas entsteht eine sogenannte Leptin-Intoleranz, bei der diese Rückkopplung nicht mehr funktioniert und kein Sättigungsgefühl mehr vorhanden ist. Dies heizt den Heißhunger weiter an und endet in einer kontinuierlichen Gewichtszunahme.

Testosteron und stabile Knochen: Eine weitere wichtige Stoffwechselfunktion von Testosteron ist die Stimulation der Knochenbildung. Testosteron ist das Schlüsselhormon, welches den Einbau von Kalzium in den Knochen reguliert. Das heißt, unter Einfluss von Testosteron kommt es zu einer Verdichtung und Stabilisierung des Knochens. Im Gegenzug dazu resultiert aus Testosteronmangel häufig ein verminderter Knochenaufbau und vermehrter Knochenabbau.

Testosteron und Kalzium sind also wichtige Faktoren, die den Knochenstoffwechsel und die Gesundheit beeinflussen, sie stehen in einer engen Beziehung zueinander. Testosteron regt die Knochenzellen namens Osteoblasten an, die Kalzium in den Knochen einbauen und so ihre Festigkeit und ihr Wachstum erhöhen. Gleichzeitig hemmt Testosteron die sogenannten Osteoklasten, die ihrerseits wiederum den Knochenabbau beschleunigen würden. Somit kommt es im Rahmen des Testosteronmangels zu einem beschleunigten Knochenabbau, zu einer Demineralisierung und der Entstehung von Spontanfrakturen und Osteoporose.

Viele Menschen leiden im Alter unter Osteoporose. Neben Bewegungsmangel, einem Defizit an Vitamin D und Kalzium ist nicht selten der Testosteronmangel ein weiterer Schlüsselfaktor, der zu einer Demineralisierung der Knochen führt. Die Knochen werden weich und brüchig. Daher sind neben dem ausgeglichenen Hormonspiegel und einer adäquaten Kalziumzufuhr regelmäßige körperliche Aktivität und Muskeltraining erforderlich, um Osteoporose entgegenzuwirken. Auch deshalb ist Muskeltraining bis ins hohe Alter eine notwendige Herausforderung und sollte durch Kraftübungen mit leichten Gewichten oder an speziellen Geräten unbedingt unterstützt werden.

Kalzium und Vitamin D

Damit Testosteron die Knochenbildung fördern kann, ist also Kalzium als wichtiger Baustein essenziell. Dieses Mineral ist im Körper zu 99 Prozent in den Knochen und den Zähnen gebunden. Kalzium wird aus der Nahrung im Dünndarm ins Blut aufgenommen und unter dem Einfluss von Testosteron über die Osteoblasten in die Knochen eingebaut. Eine mangelnde Aufnahme oder auch ein Kalziummangel in der Ernährung können daher dafür verantwortlich sein, dass eine Demineralisierung der Knochen erfolgt und spontane Knochenbrüche auftreten.

Für die Aufnahme von Kalzium im Dünndarm ist Vitamin D verantwortlich. Eigentlich wird bei ausreichender Sonnenexposition der Haut genügend Vitamin D produziert, um die Kalziumresorption zu gewährleisten. Insbesondere in Mittel- und Nordeuropa allerdings wird im Herbst und Winter durch den Mangel an Sonne und die vermehrte Dunkelheit bei vielen Menschen Vitamin D in zu geringer Menge gebildet und damit der Kalziumeinbau in die Knochen erschwert und das Osteoporoserisiko erhöht.

Aus diesem Grund ist es in einigen Fällen sinnvoll, Vitamin D als Tablette einzunehmen. Hier ist aber Folgendes zu beachten: Sollte man Vitamin D in Form einer Ersatztherapie zu sich nehmen, ist es wichtig, den Vitamin-D-Spiegel regelmäßig kontrollieren zu lassen, da eine Überdosierung zu schwerwiegenden Gesundheitsproblemen führen kann. Vitamin D ist ein fettlösliches Vitamin, welches im Körper gespeichert wird und sich deshalb abhängig von Faktoren wie Alter, Gewicht und individueller Stoffwechsellage im Gewebe anreichern kann. Eine Überdosierung kann zur Folge haben, dass ein zu hoher Kalziumspiegel im Blut resultiert, welcher wiederum als Folgesymptome Übelkeit, Erbrechen, Appetitlosigkeit, Müdigkeit und Schwäche nach sich ziehen kann. Weiterhin kann ein zu hoher Vitamin-D-Spiegel zu einer Kalzium-Steinbildung in den Nieren führen. Nierensteinleiden und Nierenfunktionsstörungen bis hin zu Nierenversagen können die Folge sein.

Außerdem kann, neben dem erwähnten Kalziummangel, auch eine übermäßige Kalziumresorption zu einer vermehrten Brüchigkeit der Knochen und damit zu Spontanfrakturen führen. Eine Hyperkalzämie, das heißt ein erhöhter Kalziumspiegel im Blut, hat außerdem negative Auswirkungen auf die Herzleistung und kann zu schweren Komplikationen im Bereich der Feinsteuerung des Herzrhythmus führen. »Herzstolpern« oder Herzrasen *(Tachykardien)* können die Folge sein. Weiterhin können Bauchschmerzen, Übelkeit, Erbrechen und Durchfälle auftreten.

Deshalb sollte man bei häufiger oder hochdosierter Einnahme von Vitamin D regelmäßig die Blutspiegel von Vitamin D und Kalzium kontrollieren lassen, um eine Überdosierung zu vermeiden.

Testosteron und die Blutbildung

Einen weiteren entscheidenden Einfluss hat Testosteron auf die Stimulation des Knochenmarks und die Bildung von roten Blutkörperchen *(Erythrozyten)*. Testosteron regt die Stammzellen im Knochenmark und die Bildung roter Blutkörperchen an. Nicht selten sehe ich Patienten in meiner Praxis, die an einer Blutarmut leiden, ohne dass sich zunächst eine Ursache hierfür finden lässt. Misst man dann den Testosteronspiegel, so stellt man häufig einen viel zu niedrigen Testosteronwert fest. Nach Einleitung einer Hormonersatztherapie ist diese für Betroffene häufig ein Segen in doppelter Hinsicht: Neben der Blutbildung kommt es zu einer besseren Sauerstoffsättigung des Blutes, mit der Folge einer Erhöhung der Leistungsfähigkeit und Zunahme der Muskelkraft.[7]

25 Wie kann ich meine Hormone ausgleichen und meine Gesundheit verbessern?

Die Testosteronproduktion hängt von hormonellen Botenstoffe wie LH (luteinisierendes Hormon oder Gonadotropin) ab, die von einer zentralen Struktur im Gehirn, dem Hypothalamus, ausgeschüttet werden und so die Hormonproduktion regulieren. Mit zunehmendem Lebensalter wird die LH-Ausschüttung durch die Hirnanhangsdrüse geringer, die sogenannte zirkadiane Tagesrhythmik wird aufgehoben und der Testosteronspiegel fällt allmählich ab, wie in der Abbildung erkennbar. Das Altern beginnt bereits mit dem 40. Lebensjahr; ab diesem Lebensalter nimmt der Gesamttestosteronwert pro Jahr um circa 0,4 Prozent ab. Zusätzlich steigt der Spiegel des SHBG (Sexualhormonbindendes Globulin, Seite 47) pro Jahr um 1,2 Prozent an. Deshalb sinkt die Menge des freien (aktiven) Testosterons mit 1,2 Prozent pro Jahr mit zunehmendem Lebensalter noch schneller. Insgesamt verliert der Mann zwischen dem 40. und 70. Lebensjahr im Durchschnitt circa 30 Prozent seines Testosterons.[8]

Sobald körperliche Symptome und ein persönlicher Leidensdruck vorliegen und zusätzlich ein zu niedriger Testosteronspiegel gemessen wird, ist die Voraussetzung für eine Hormonersatztherapie gegeben. Man könnte sich natürlich auch mit dem Zustand nachlassender Vitalität, Muskelkraft und Antriebsverlust im Rahmen des Alterns abfinden. Ich höre deshalb manchmal von Patienten: »Wieso soll ich denn etwas ändern? Das ist doch der Lauf der Natur.« Ich gebe daraufhin zu bedenken, dass

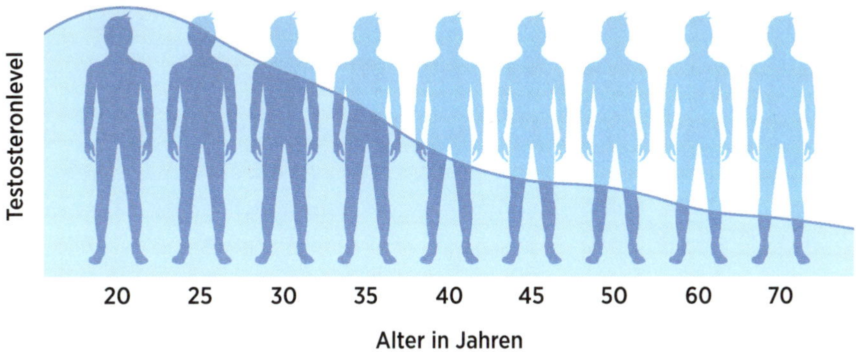

Die Testosteronproduktion des Mannes nimmt mit zunehmendem Alter ab.

sich durch die moderne Medizin die durchschnittliche Lebenserwartung von circa 30 Jahren in der Steinzeit bis heute auf über 78 Jahre erhöht hat. Während man sich also früher einfach damit abfand, dass man schon mit 60 Jahren im Alter vergreiste und vielleicht teilnahmslos den ganzen Tag zum Fenster hinaussah, so hat man heute den Anspruch, möglichst lange fit und leistungsfähig zu bleiben. Außerdem sollte man wissen, dass die durchschnittliche Dauer der Pflegebedürftigkeit in Deutschland fast acht Jahre beträgt. Aus diesem Grund sollte eine gesunde Lebensführung, eventuell unterstützt durch eine gezielte Hormonersatztherapie (siehe Seite 58), dazu beitragen, die Leistungsfähigkeit zu verbessern und die Dauer der Pflegebedürftigkeit zu verkürzen. Wir alle sollten selbstbestimmt möglichst lange unabhängig bleiben und die Abhängigkeit von Pflege auf ein Minimum reduzieren.

Viele haben Mick Jagger vor Augen, der mit seinen 80 Jahren noch auf der Bühne tanzt wie ein junger Mann. Vitalität und Virilität können bis ins hohe Alter erhalten bleiben, man denke an Pablo Picasso oder Anthony Quinn. Ersetzen, was fehlt: Das ist die Devise, um die Voraussetzungen für gesundes Älterwerden zu schaffen. Wichtig ist außerdem ein gesunder, aktiver Lebensstil, um lange fit und leistungsfähig zu bleiben. Es gibt also Ziele, packen wir es an!

26 Kann ich meinen Testosteronspiegel durch Ernährung und Bewegung erhöhen?

Durch regelmäßiges Kraft- und Ausdauertraining lässt sich der Testosteronspiegel um circa 30 Prozent steigern. Wichtig dabei ist die richtige Mischung aus Kraft- und Ausdauertraining: Dreimal die Woche 30 Minuten Kraft- und 30 Minuten Ausdauertraining steigern den Testosteronspiegel um bis zu 30 Prozent.

In Bezug auf die Ernährung ist Folgendes zu berücksichtigen: Die Muskelmasse steht in direkter Relation zum Grundumsatz, auch als Basalmetabolismus oder Stoffwechselgrundumsatz bekannt. Der Grundumsatz ist die Menge an Energie, die erforderlich ist, um lebenswichtige Organfunktionen aufrechtzuerhalten. Diese beinhalten neben dem Ausgleich der Körpertemperatur die Herztätigkeit, Atmung, Verdauung, Zellproduktion sowie andere grundlegende biochemische Prozesse. Der Grundumsatz wird in Kilokalorien (kcal) pro Tag gemessen. Es ist wichtig zu beachten, dass der Grundumsatz von Person zu Person unterschiedlich ist und von verschiedenen Faktoren beeinflusst wird, darunter:

- **Alter:** Der Grundumsatz nimmt mit zunehmendem Alter ab.
- **Geschlecht:** Männer haben in der Regel aufgrund ihres höheren Muskelanteils und ihres Stoffwechsels einen höheren Grundumsatz als Frauen.
- **Körperzusammensetzung:** Personen mit mehr Muskelmasse haben oft einen höheren Grundumsatz, da Muskelgewebe mehr Energie benötigt als Fettgewebe.
- **Genetik:** Die genetische Veranlagung kann ebenfalls einen Einfluss auf den Grundumsatz haben.
- **Hormonelle Faktoren:** Unterschiedliche Hormone spielen eine Rolle bei der Regulierung des Stoffwechsels.

Der Grundumsatz ist ein wichtiger Messwert für die Berechnung des täglichen Energiebedarfs. Darüber lässt sich besser abschätzen, wie viele Kalorien man täglich zu sich nehmen darf, um sein Gewicht zu halten oder abzunehmen. Die körperliche Aktivität, aber auch die Zusammensetzung und der Kaloriengehalt der Nahrung spielen eine entscheidende Rolle. Alles befindet sich in einer Balance – im Idealfall sollte der Input gleich dem Output sein. Das bedeutet: Die Energie, die man zu sich nimmt, sollte auch wieder verbrannt werden. Übertragen auf den Alltag bedeutet das: Wenn man mehr Kalorien zu sich nimmt, muss man auch mehr verbrennen. Als Alternative kann man eine Auszeit einlegen, zum Beispiel Fasten nach einem opulenten Wochenende oder Intervallfasten mit der 16-Stunden-Diät, bei der man das Abendessen weglässt, um in der Energiebilanz wieder ausgeglichen zu sein.

Lebensstil und Testosteronspiegel

Die wichtigste Maßnahme ist die Hilfe zur Selbsthilfe. Selbstverständlich kann man bei beginnenden Beschwerden, die durch Testosteronmangel bedingt sind, selbst etwas tun, um die hormonelle Situation zu verbessern. Die Basismaßnahme ist die Änderung des Lebensstils, auf den Punkt gebracht: mehr Sport und Gewichtsreduktion!

Häufig sehe ich in meiner Sprechstunde Männer in ihrer Midlife-Crisis: Der Erfolg im Beruf ist erreicht, die Familie ist gegründet, das Haus gebaut – aber innere Zufriedenheit, das Glück und damit die Life-Work-Balance sind verloren gegangen! Das ist oft das Ergebnis von zu viel Arbeit, zu wenig Freizeit und zu wenig Rücksichtnahme auf die eigene Gesundheit! Aber eigentlich stehst du doch im Mittelpunkt. Deshalb ist ein gesunder Egoismus wichtig. Verteidige deine Regenerationszeit für Sport und Entspannung, denn wir leben nicht, um zu arbeiten, sondern wir arbeiten, um zu leben.

Ich habe viele Jahre in Italien gelebt, dort studiert und das italienische Lebensgefühl verinnerlicht. Es kommt immer auf die richtige Balance zwischen Anspannung und Entspannung an. Natürlich muss man auch in Italien zum Teil hart arbeiten. Man tut das aber mit einer gewissen Gelassenheit und vergisst nicht die Freude am Leben, die man gern mit anderen teilt. Wenn man beruflich stark eingespannt ist, sollte man sich bewusst einen Ausgleich suchen und Freiräume für Entspannung und Sport schaffen.

Der eigene Lebensstil, wie sportliche und auch sexuelle Aktivität, haben einen entscheidenden Einfluss auf unseren Testosteronspiegel. Starkes Übergewicht und vermehrtes Bauchfett, die sogenannte viszerale Adipositas, führen zu einer Verschlechterung des Stoffwechsels durch Insulinresistenz, also eine reduzierte Empfindlichkeit des Gewebes auf Insulin. Diese wiederum behindert den Kohlenhydratabbau und führt zu einer weiteren Fetteinlagerung im Gewebe und Gewichtszunahme. Nehmt euch deshalb Zeit für sportliche Aktivität: Wie bereits erwähnt, lässt sich der Testosteronspiegel durch dreimal die Woche 30 Minuten Kraft- und 30 Minuten Ausdauertraining um bis zu 30 Prozent steigern. Investiere in das Wertvollste, was du besitzt: deine Gesundheit.

27 Wie kann ich durch Medikamente meine Hormone ausgleichen und meine Gesundheit verbessern?

Wie beschrieben, gibt es die Möglichkeit einer Hormonersatztherapie, also die Zufuhr von Testosteron in Form von Medikamenten. Eine solche Behandlung sollte nur unter bestimmten Voraussetzungen erfolgen; sind diese erfüllt, gibt es verschiedene Möglichkeiten der Behandlung.

Voraussetzungen für eine Hormonersatztherapie mit Testosteron

Eine Hormonersatztherapie ist dann sinnvoll, wenn bei zweimaliger Messung die Testosteronwerte im Blut in den Morgenstunden unterhalb der Normgrenze liegen und eindeutige klinische Beschwerden vorliegen. Das bedeutet nach den Leitlinien der Deutschen Gesellschaft für Andrologie: Es müssen zwei unabhängige Blutabnahmen zur Hormonbestimmung erfolgen. Diese sollten morgens bis spätestens 11 Uhr durchgeführt werden. Neben dem Gesamttestosteron ist auch das SHBG (Sexualhormonbindendes Globulin) zu messen, um den Anteil des freien Testosterons berechnen zu können (Androgen-Index).

Zusätzlich sollte über einen Fragebogen, wie dem AMS-Score nach Heinemann *(Aging Males' Symptoms Score)*, die Beschwerdesymptomatik in Form eines Punktwertes erfasst werden. Der Fragebogen kann zum Beispiel online über unsere Website (www.uropraxis-ulm.de) ausgefüllt werden. Das Ergebnis gibt direkt Auskunft, ob eine Beschwerdelast vorliegt, die auf einen Hormonmangel hinweisen könnte.

Zusammengefasst bedeutet dies: Eine Hormonersatztherapie ist nur dann sinnvoll, wenn in zwei unabhängigen Blutuntersuchungen ein zu niedriger Testosteronspiegel gemessen wird und relevante Beschwerden, gemessen am AMS-Score, nachgewiesen ist.

28 Welche Möglichkeiten der Hormonersatztherapie gibt es?

Die Testosteronersatztherapie wird eingesetzt, um ein Defizit an Testosteron im Körper auszugleichen. Es gibt verschiedene Formen der Testosteronersatztherapie, die je nach den individuellen Bedürfnissen und Präferenzen des Patienten ausgewählt werden können. Einige der gängigen Möglichkeiten sind:

- **Injektionen:** Testosteron kann intramuskulär durch Injektionen verabreicht werden. Dies kann in der Regel alle drei bis vier Wochen erfolgen, je nach der spezifischen Form des Testosterons. Hochdosierte Langzeitpräparate werden alle drei Monate gespritzt.
- **Gel:** Testosterongel wird auf die Haut aufgetragen, wo es direkt aufgenommen wird. Es wird üblicherweise morgens angewendet.
- **Pflaster:** Testosteronpflaster werden auf die Haut geklebt und setzen kontinuierlich Testosteron frei. Die Pflaster müssen in der Regel täglich gewechselt werden.
- **Tabletten:** Orale Formen von Testosteron in Form von Tabletten spielen kaum noch eine Rolle, da sie in der Leber verstoffwechselt werden und dieses Organ schädigen können.
- **Subkutane Implantate:** Testosteron-Implantate werden unter die Haut implantiert und setzen über einen längeren Zeitraum kontinuierlich Testosteron frei. Diese Implantate müssen alle paar Monate ausgetauscht werden.

Die Wahl der geeigneten Form hängt von verschiedenen Faktoren ab, darunter die Präferenzen des Patienten, die Verfügbarkeit der Behandlungsoptionen, die individuelle Reaktion auf die Therapie und mögliche Nebenwirkungen. Vor Beginn einer Testosteronersatztherapie ist es wichtig, dass ärztlicherseits eine exakte Diagnose gestellt wird und eine Aufklärung über die verschiedenen Optionen erfolgt, um die am besten geeignete Behandlung zu wählen.

Testosteron und aggressives Verhalten

Der Zusammenhang zwischen Testosteron und Aggression ist ein komplexes Thema, das von verschiedenen Faktoren beeinflusst wird. Männer mit einem ausgeprägten Testosteronmangel können zum Teil sehr unterschiedlich auf die Hormonersatzbehandlung ansprechen. Es ist zwar eher selten, aber durchaus möglich, dass dadurch aggressives Verhalten getriggert wird – oder, wie es einer meiner Patienten beschrieb: Die Lunte wird plötzlich viel kürzer, man fährt schneller aus der Haut. Nach meiner eigenen klinischen Erfahrung bevorzuge ich deshalb bei der Ersteinstellung mit einem Testosteronpräparat kurzwirksame Präparate oder eine Gelanwendung, da dann für den Fall der Verstärkung aggressiven Verhaltens die Wirkung nicht so lange anhält und das Präparat dann gegebenenfalls leichter wieder abgesetzt werden kann.

Hier möchte ich einige Aspekte bezüglich des Zusammenhangs zwischen Testosteron und Aggression aufführen:

- **Biologische Grundlage:** Testosteron beeinflusst das Verhalten durch seine Wirkung auf das zentrale Nervensystem im Gehirn. Es gibt Hinweise darauf, dass Testosteron die Aktivität bestimmter Hirnregionen beeinflussen kann, die mit aggressivem Verhalten in Verbindung stehen.
- **Individuelle Unterschiede:** Die Beziehung zwischen Testosteron und Aggression ist individuell. Menschen reagieren unterschiedlich auf Testosteron, und nicht alle Menschen mit hohen Testosteronspiegeln zeigen zwangsläufig aggressives Verhalten.
- **Soziale und Umweltfaktoren:** Aggressives Verhalten wird nicht nur durch Hormone, sondern auch durch soziale und Umweltfaktoren beeinflusst. Faktoren wie familiäre Umgebung, Erziehung, soziale Normen und Stress können ebenfalls eine Rolle spielen.

- **Studien:** Forschungsergebnisse zu diesem Thema sind gemischt. Einige Studien legen nahe, dass höhere Testosteronspiegel mit einer Zunahme aggressiven Verhaltens verbunden sein können, während andere Studien dies nicht eindeutig bestätigen.
- **Kurzfristige versus langfristige Wirkungen:** Einige Untersuchungen deuten darauf hin, dass Testosteron vorübergehend die Neigung zu aggressivem Verhalten erhöhen kann, insbesondere in stressigen oder herausfordernden Situationen. Es ist jedoch nicht klar, ob dies langfristige Auswirkungen auf das allgemeine Verhalten hat.

Mythos

DURCH EINE VASEKTOMIE ÄNDERT SICH MEIN HORMONHAUSHALT

Es ist ein Irrglaube, dass die Sterilisation des Mannes durch die Durchtrennung der Samenleiter einen Einfluss auf die Hormonproduktion haben würde. Dies führt bei vielen Männern zu unbegründeten Ängsten. Manche haben das Bild eines kastrierten Katers vor Augen, der faul auf der Fensterbank liegt, und haben Sorge, dass es ihnen nach dem Eingriff ähnlich ergehen würde. Eine Vasektomie ist jedoch nur eine Unterbrechung des Samenleiters, wodurch vermieden wird, dass Spermien aus dem Hoden in die Samenflüssigkeit, die in Prostata und Samenblasen gebildet wird, gelangen. Testosteron hingegen wird in den Leydig-Zellen des Hodengewebes produziert und über die Blutbahn dorthin transportiert, wo es wirken soll. Hieran ändert sich auch nach einer Vasektomie gar nichts, die hormonelle Gesundheit bleibt völlig intakt.

3

LEBENSPHASEN

VOM BABY BIS INS HOHE ALTER

Die Lebensphasen eines Menschen sind geprägt von zahlreichen Entwicklungen und Herausforderungen, die von der Geburt bis zum Erwachsenenalter reichen. In diesem Kapitel betrachten wir die Kinderurologie im Kontext der Lebensphasen und werfen einen Blick auf die spezifischen Bedürfnisse und Herausforderungen, die sich während der Kindheit, der Jugend und dem Erwachsenenalter ergeben. Von der pränatalen Vorsorge bis zur altersgerechten Urologieuntersuchung werden wir die Bedeutung einer ganzheitlichen Betrachtung der Gesundheitsvorsorge entdecken, die sich an den verschiedenen Lebensabschnitten orientiert.

KINDERUROLOGIE – ALLES DRIN UND ALLES DRAN

Die Reise in die Welt der Kinderurologie beginnt lange, bevor ein Junge das Licht der Welt erblickt. Schon in den frühen Stadien der Schwangerschaft werden die Weichen für die Gesundheit des zukünftigen Mannes gestellt. Die Entwicklung des Urogenitalsystems, die sich im Mutterleib vollzieht, ist von entscheidender Bedeutung und legt den Grundstein für das spätere Leben.

Während der Schwangerschaft entstehen und reifen die Organe, die für die Ausscheidung von Urin und die Fortpflanzungsfähigkeit verantwortlich sind. Dieser Prozess ist komplex und anfällig für Störungen, die sich später im Leben eines Mannes bemerkbar machen können. In diesem Kapitel werden wir uns eingehend mit den Entwicklungsstadien des Urogenitalsystems befassen, angefangen bei der frühen Embryonalentwicklung über die Geburt bis zur vollen Entwicklung zum Mann. Wir werden verstehen, wie die richtige Entwicklung bis zur gesunden Funktion dieser Organe abläuft und welche Faktoren dafür während der Schwangerschaft eine Rolle spielen. Darüber hinaus werden wir uns mit möglichen Störungen und Erkrankungen befassen, die bereits im Mutterleib auftreten können und die in späteren Lebensphasen des Mannes behandelt werden müssen.

29 Was passiert im Mutterleib?

Das medizinische Gebiet der Kinderurologie beginnt bereits im Mutterleib, wo die Grundlagen für die Gesundheit des zukünftigen Mannes gelegt werden. Während der embryonalen Entwicklung formt sich das Urogenitalsystem, das die Organe für die Ausscheidung von Urin und die Fortpflanzungsfähigkeit umfasst. Diese Entwicklung ist ein faszinierender Prozess, der in den ersten Wochen der Schwangerschaft in Gang gesetzt wird.

Die Frühphase der Organbildung

In den ersten Wochen der Schwangerschaft entstehen über die Vorniere die Urnieren, aus denen später der männliche Genitalapparat mit Nebenhoden, Samenleiter und Samenbläschen reift. Die Nachnieren werden zu endgültigen funktionsfähigen Nieren heranreifen. Diese winzigen Organe sind von entscheidender Bedeutung für die Regulation des Flüssigkeitshaushalts und die Ausscheidung von Stoffwechselabbauprodukten. Die Nierenanlagen beginnen mit der Bildung der Nierenbecken, aus denen die ableitenden Harnwege entwickelt werden. Dieser Prozess ist äußerst empfindlich und kann durch äußere Einflüsse in dieser frühen Phase der Schwangerschaft beeinflusst werden.

Die männliche Sexualentwicklung beginnt im Mutterleib zwischen der siebten und zwölften Schwangerschaftswoche. Die zunächst nicht differenzierten Urkeimdrüsen, die sogenannten Gonaden, entwickeln sich unter dem Einfluss mehrerer Gene, insbesondere des Y-Chromosoms (SRY-Genkomplex), zu embryonalen Hoden. Diese produzieren mehrere Hormone, neben Testosteron auch ein zweites, das AMH (Anti-Müller-Hormon), welches die ursprünglich angelegten weiblichen Keimanlagen degenerieren lässt und dafür die Ausbildung des männlichen Genitalapparats, einschließlich der Hoden mit Nebenhoden, Samenleiter und Samenblasen, einleitet und das Einwandern der Hoden aus der Bauchhöhle in den Hodensack bewirkt.

Testosteron und seine Stoffwechselprodukte, wie DHT (Dihydrotestosteron, Seite 47), sind dafür verantwortlich, dass sich Prostata, Penis und Hodensack entwickeln. Testosteron und DHT wiederum aktivieren den Androgenrezeptor, dessen Funktion entscheidend für das Peniswachstum ist.

Die Entwicklung der ableitenden Harnwege

Während der weiteren Entwicklung im Mutterleib werden die Harnleiter, die Harnblase und die Harnröhre geformt. Diese Strukturen sind für den Transport des Urins von den Nieren zur Harnblase und schließlich nach außen verantwortlich. Störungen in diesem Entwicklungsprozess können zu angeborenen Anomalien führen, die die Gesundheit des Kindes später im Leben beeinträchtigen können.

Die Rolle der Hormone

Die Entwicklung des Urogenitalsystems im Mutterleib wird von Hormonen gesteuert, insbesondere von solchen, die in den mütterlichen und fötalen Organen produziert werden. Ein Ungleichgewicht dieser Hormone kann zu Entwicklungsstörungen führen, die das Urogenitalsystem betreffen. Die richtige Hormonregulation ist daher von entscheidender Bedeutung für die Gesundheit des ungeborenen Kindes.

Angeborene Anomalien und deren Auswirkungen

Manchmal treten in diesem Entwicklungsprozess Anomalien (Fehlbildungen) auf, die angeboren sind und später behandelt werden müssen. Diese Anomalien können sich auf die Struktur und Funktion des Urogenitalsystems auswirken und verschiedene gesundheitliche Probleme verursachen.

Aufgrund des komplizierten Entwicklungsprozesses der Nieren – wir erinnern uns – von der Vorniere über die Urniere zur Nachniere, sind Störungen im Rahmen der Embryonalentwicklung der Nieren häufig. Durch die komplizierten Teilungsprozesse können sich leicht Fehler einschleichen und so gibt es eine große Variante an Anomalien des Harntrakts, die nicht immer zu einer tatsächlichen Erkrankung führen müssen. Hier sind einige Beispiele für häufigere Nierenanomalien, die angeboren und nicht zwingend behandlungsbedürftig sind:

- **Nierenagenesie:** Bei dieser Anomalie fehlen eine oder beide Nieren vollständig.
- **Hypoplasie der Nieren:** Hier sind die Nieren kleiner als normalerweise, weil sie nicht vollständig entwickelt sind.
- **Doppelniere (Duplexnieren):** Einige Menschen haben zwei Nieren auf einer oder beiden Seiten des Körpers. Häufig sind das aber nur zwei getrennte Nierenanlagen in einer Kapsel und nicht zwei getrennte Organe.
- **Hufeisenniere:** Die Hufeisenniere ist eine angeborene Anomalie, bei der die beiden Nieren am unteren Ende miteinander verbunden sind.

Darüber hinaus gibt es vielfältige Varianten der Harnleiteranlage: Anomalien, die die Harnleiter betreffen, können angeboren sein und im Laufe des Lebens symptomatisch werden. Hier sind einige Beispiele:

- **Doppelte Harnleiter:** Bei dieser Anomalie hat eine Person anstelle eines einzelnen Ureters zwei Ureteren für eine Niere. Diese können getrennt in die Harnblase einmünden oder sich auf dem Weg nach unten Y-förmig vereinigen.
- **Refluxive Harnleiter:** Bei dieser Variante kommt es durch eine angeborene fehlerhafte Einmündung der Harnleiter in die Blase zu einem Reflux. Das heißt, es entsteht Pendelurin, bei dem beim Wasserlassen der Urin von der Blase in Richtung Niere hochschießt. Dies kann bei ausgeprägten Formen zu einer Schädigung der Nierenfunktion führen und muss deshalb frühzeitig erkannt werden, damit rasch eine Therapie erfolgen kann.
- **Ektope Harnleiter:** Hier mündet der Harnleiter nicht in die Harnblase, sondern unter Umständen in die Scheide, den Darm oder durch die Haut direkt nach außen.

Es ist wichtig zu beachten, dass einige dieser Anomalien möglicherweise keine Symptome verursachen und zufällig entdeckt werden. In anderen Fällen können sie zu Harnwegsinfektionen, Nierenschädigungen oder anderen Komplikationen führen. Bei Verdacht auf eine Anomalie des Harntrakts sollte in jedem Fall eine fachärztliche Untersuchung erfolgen. Meistens sind rezidivierende Harnwegsinfekte oder Schmerzen mit symptomatischen und behandlungsbedürftigen angeborenen Anomalien des Harntrakts verbunden und deshalb als frühes Warnsymptom ernst zu nehmen. Sollten im Kindesalter mehr als zwei Harnwegsinfekte pro Jahr aufgetreten sein oder mehr als eine Nierenbeckenentzündung in der Vorgeschichte auffallen, ist unbedingt eine fachurologische Untersuchung zum Ausschluss von angeborenen Harntraktanomalien erforderlich. Das Fachgebiet der Kinderurologie spielt deshalb eine wichtige Rolle bei Diagnose und Behandlung angeborener Anomalien. Im Bedarfsfall kann eine frühzeitige operative Behandlung den Erhalt der Nierenfunktion sicherstellen.

Die früher leider immer wieder entstandenen »Wassersacknieren«, bei denen die Nierenrinde aufgrund einer Abflussstörung oder ausgeprägtem Reflux komplett verkümmert ist, gehören heute glücklicherweise eher der Vergangenheit an.

Die Entwicklung des Urogenitalsystems im Mutterleib ist ein komplexer Prozess, der das Fundament für die spätere männliche Gesundheit legt. Die Kenntnis dieses Entwicklungsprozesses und möglicher Störungen ist von entscheidender Bedeutung, um potenzielle Gesundheitsprobleme frühzeitig zu erkennen und geeignete Maßnahmen zu ergreifen, um die Gesundheit des Kindes zu gewährleisten.

30 Die ersten Untersuchungen – was wird nach der Geburt überprüft?

Nach der Geburt werden Kinder bereits auf Anomalien untersucht, die das Urogenitalsystem betreffen können. In der kinderärztlichen und kinderurologischen Sprechstunde werden verschiedene Untersuchungen und Tests durchgeführt, um sicherzustellen, dass alles in Ordnung ist. Zu den ersten Untersuchungen und Tests, die ein Kinderurologe nach der Geburt durchführen kann, gehören:

- **Körperliche Untersuchung:** Die erste Untersuchung eines Neugeborenen umfasst in der Regel eine gründliche körperliche Untersuchung, bei der der Arzt nach äußeren Anomalien und Auffälligkeiten sucht. Dies kann das Abtasten des Bauchs, die Beurteilung des Genitalbereichs und die Überprüfung der Nieren und Harnwege umfassen.
- **Ultraschalluntersuchung:** Eine Ultraschalluntersuchung kann durchgeführt werden, um die Struktur der Nieren und der ableitenden Harnwege zu beurteilen. Dies ermöglicht es, Anomalien wie Nierenvergrößerungen oder Harnwegsobstruktionen frühzeitig zu erkennen.
- **Urinuntersuchung:** Die Überprüfung des Urins auf Auffälligkeiten kann wichtige Informationen über die Nieren- und Harnwegs-

gesundheit liefern. Diese kann in den ersten Tagen nach der Geburt durchgeführt werden.

- **Funktionstests:** In einigen Fällen können spezielle Tests durchgeführt werden, um die Nierenfunktion und den Harnfluss zu bewerten.
- **Bildgebende Verfahren:** Wenn Anomalien vermutet werden, können eine Sonografie aber auch andere bildgebende Verfahren wie Röntgenaufnahmen oder eine Magnetresonanztomografie (MRT) eingesetzt werden, um eine detaillierte Darstellung der Nieren und der Harnwege zu erhalten.
- **Hormonelle oder genetische Tests:** In seltenen Fällen können Hormontests durchgeführt werden, um angeborene Anomalien sicher zu erkennen.

Es ist wichtig zu beachten, dass nicht alle Neugeborenen diese Untersuchungen benötigen. Sie werden in der Regel nur dann durchgeführt, wenn Anomalien oder Risikofaktoren vorliegen oder wenn sich im Rahmen der allgemeinen Gesundheitsüberwachung Hinweise auf mögliche Probleme ergeben. Die frühzeitige Diagnose und Behandlung von Urogenitalanomalien sind entscheidend, um die langfristige Gesundheit und das Wohlbefinden des Kindes zu gewährleisten.

31 Wieso und wie oft wird der Penis eines Kindes ärztlich untersucht?

Manchen Eltern und auch Kindern ab einem gewissen Alter mag es vielleicht seltsam vorkommen, wenn eine Ärztin oder ein Arzt den Genitalbereich des Kindes untersuchen möchte. Jedoch ist die ärztliche Untersuchung des kindlichen Penis ein wichtiger Bestandteil der Gesundheitsvorsorge und hat verschiedene Ziele, je nach Alter und Entwicklungsstadium des Kindes. Wie beim restlichen Körper muss auch die Funktionsfähigkeit des Fortpflanzungs- und des Harnsystems sichergestellt und eventuelle Erkrankungen oder Fehlentwicklungen frühestmöglich diagnostiziert werden.

Neugeborene und Säuglinge

Die erste Untersuchung des Penis erfolgt in den Tagen nach der Geburt, um sicherzustellen, dass keine angeborenen Anomalien oder anatomischen Probleme vorliegen. Dazu gehören beispielsweise Hypospadie (eine Fehlbildung der Harnröhre), Phimose (Verengung der Vorhaut) oder Hodenhochstand. Diese Untersuchung erfolgt in der Regel im Rahmen der allgemeinen Neugeborenen-Untersuchung.

Kleinkinder und Vorschulkinder

Im Verlauf der Vorsorgeuntersuchungen, die im Rahmen der Kinderarztbesuche routinemäßig durchgeführt werden, wird der Penis regelmäßig auf etwaige Auffälligkeiten und Entwicklungsstadien hin überprüft. Dies erfolgt in der Regel im Rahmen der regelmäßigen Gesundheitsuntersuchungen, die während der Kindheit stattfinden.

Schulkinder und Jugendliche

Während der Pubertät erfolgt eine Untersuchung, um die Entwicklung der Hoden und den Beginn der Hormonproduktion zu überwachen. In der Adoleszenz können Kinderärzte auch aufklärende Gespräche über die Bedeutung der genitalen Gesundheit und die richtige Pflege des Penis führen.

Regelmäßige Untersuchungen des Kindes sind wichtig

Die Häufigkeit der Untersuchungen kann je nach dem individuellen Gesundheitszustand des Kindes und den Empfehlungen des Arztes variieren. Im Allgemeinen werden in der Kindheit und Adoleszenz regelmäßige Gesundheitsuntersuchungen durchgeführt, die den Genitalbereich einschließen. Die genitale Gesundheitsüberwachung dient nicht nur der Früherkennung von Problemen, sondern auch der Aufklärung und dem Wohl des Kindes. Es ist wichtig, eine offene Kommunikation zwischen dem Kind, den Eltern und dem Arzt zu fördern, um Fragen oder Bedenken in Bezug auf die genitale Gesundheit zu klären.

32 Welche urologischen Beschwerden und Erkrankungen gibt es bei Kindern?

Urologische Beschwerden und Erkrankungen können in jedem Lebensalter auftreten, auch bei Säuglingen, Kindern und Jugendlichen. Zu den häufigsten urologischen Problemen, die in diesen Altersgruppen auftreten können, gehören die im Folgenden genannten.

Häufige Erkrankungen im Säuglingsalter

Die *Hypospadie* ist eine angeborene Anomalie, bei der sich die Harnröhre des Jungen an einer Stelle entlang des Penis öffnet, die nicht an der Spitze liegt. Je nach Schweregrad kann eine operative Korrektur erforderlich sein. Wie in der Abbildung zu erkennen, ist hierbei der Harnröhrenausgang in leicht ausgeprägten Fällen etwas von der Penisspitze abweichend nach unten Richtung Penisschaft angelegt, häufig im Rahmen der Eichelfurche *(Hypospadia coronaria)*. Diese Variante ist meist ohne Auswirkung auf Wasserlassen und Fruchtbarkeit und deshalb in aller Regel nicht behandlungsbedürftig.

Bei ausgeprägteren Formen kann die Harnröhrenöffnung entlang der Penisunterseite oder im Bereich bis hin zum Damm einmünden. Diese Formen der Fehlbildung werden in aller Regel durch erfahrene Kinderurologen operativ im Rahmen plastischer Operationen korrigiert.

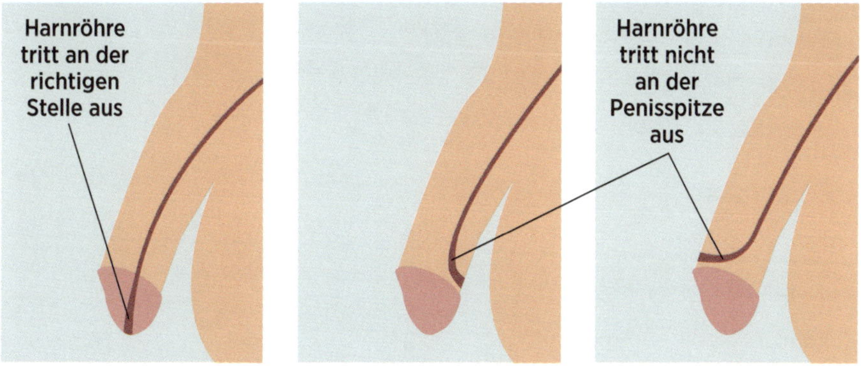

Eine Hypospadie ist eine angeborene Anomalie, die eine operative Korrektur erforderlich machen kann.

Bei der *Phimose* handelt es sich um eine Verengung der Vorhaut, die es schwierig macht oder verhindert, dass die Vorhaut zurückgezogen werden kann. Dies kann zu Problemen bei der Hygiene führen und gegebenenfalls eine Beschneidung erfordern. Eine Phimose ist jedoch eindeutig zu unterscheiden von der normalen Verklebung der Vorhaut mit der Eichel (*Präputialadhäsion* oder Vorhautverklebung), die bei allen Neugeborenen zu finden ist. Diese löst sich im Lauf der ersten Lebensjahre, in der Regel im warmen Bad bei leichtem Zurückziehen der Vorhaut. Sie sollte bis zur Einschulung so weit zurückzuziehen sein, dass die Eichel vollständig frei liegt und gereinigt werden kann.

Lässt sich die Vorhaut nicht zurückziehen, weil das Vorhautende zu eng ist, so werden in aller Regel am Anfang cortisonhaltige Cremes verwendet, um eine Verbesserung der Elastizität zu erreichen. Führen diese nicht zum gewünschten Ergebnis oder bläht sich gar die Vorhaut beim Wasserlassen wegen der angeborenen Engstelle auf, was zu Harnwegsinfekten oder Entzündungen im Genitalbereich führen kann, so ist eine Beschneidung (Zirkumzision) zu empfehlen. Die Beschneidung wird in aller Regel in einer kurzen Narkose durchgeführt, der richtige Zeitpunkt wäre im Alter von vier bis sechs Jahren, sodass bis zur Einschulung die Phimose beseitigt ist. Die operativen Behandlungsmöglichkeiten sind folgende:

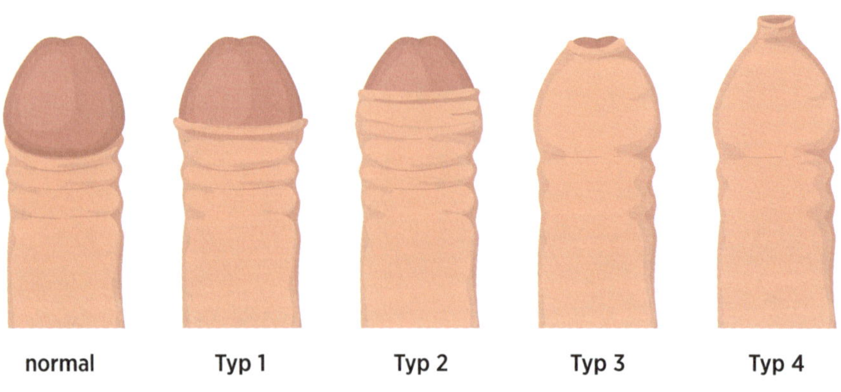

Eine Phimose kann unterschiedlich stark ausgeprägt sein; man unterscheidet diese vier Typen.

Kosmetische (sparsame) Zirkumzision: Mit dieser Methode bleibt ein Teil der Eichel bedeckt, das Vorhautende wird entfernt, sodass die Vorhaut sich wieder leicht zurückschieben lässt. Der Nachteil dieser Methode ist, dass in den ersten Wochen eine intensive Pflege mit täglichen Penisbädern und Zurückziehen der Vorhaut damit verbunden ist. Wenn die Kinder klein sind und sich weigern, den Penis von den Eltern anfassen und versorgen zu lassen, kann dies zu erneuten Verwachsungen oder Verklebungen in der Vorhaut mit der Eichel führen und unter Umständen einen zweiten Eingriff erforderlich machen.
Radikale (komplette) Zirkumzision: Bei dieser Methode wird die Vorhaut komplett entfernt, die Eichel liegt ab der Eichelfurche frei. Es werden selbstauflösende Fäden verwendet, die nach zwei bis drei Wochen abfallen.

Der Heilungsprozess nach einer Beschneidung verläuft in aller Regel schnell. Komplikationen sind selten. In jedem Fall ist ein geringgradiger Sensibilitätsverlust der Eichel mit dem Eingriff verbunden. Peniskrebs (Peniskarzinom) kommt nur bei nicht beschnittenen Männern vor und Frauen von beschnittenen Männern erkranken seltener an Zervixkarzinom, welches durch HPV (Humane Papillomaviren) verursacht wird (Seite 229).[9] Aus diesen Gründen ist in manchen Kulturkreisen, wie den USA oder im Orient, die Beschneidung ein gängiges Verfahren. Es erfolgt bei einem Großteil der Jungen bereits in der ersten Woche nach der Geburt bis zum zehnten Lebensjahr.

Ich möchte unterstreichen, dass wir hier über die Beschneidung bei Jungen mit einer echten angeborenen Vorhautverengung sprechen: Hierbei ist es also wegen einer hochgradigen Enge der Vorhaut nicht möglich, die Vorhaut über die Eichel zurückzuziehen. Vor jeder Beschneidung wegen Phimose sollte eine lokale Behandlung (zum Beispiel mit einer Cortisoncreme) bereits erfolgt sein und keine Verbesserung gebracht haben.

BESCHNEIDUNG BEI KINDERN

Die kosmetische oder religiöse rituelle Beschneidung bei Kindern ist ein kontroverses Thema. Hier gibt es keine medizinischen Voraussetzungen. Der Eingriff stellt deshalb eine Körperverletzung dar, wenn das der Betroffene nicht willentlich sein Einverständnis für diesen Eingriff gegeben hat. Deshalb sollte das 18. Lebensjahr abgewartet werden und der Mann den Eingriff selbst wünschen.

Pro-Argumente

+ **Hygiene:** Die Entfernung der Vorhaut erleichtert die Reinigung des Penis und kann dazu beitragen, lokale Entzündungen der Eichel zu reduzieren.
+ **Reduziertes Risiko für Peniskrebs:** Die Beschneidung verhindert die Erkrankung des Peniskarzinoms, welches nur bei nicht beschnittenen Männern mit Phimose im meist höheren Lebensalter auftritt.
+ **Reduziertes Risiko von Harnwegsinfektionen:** Einige Studien legen nahe, dass beschnittene Jungen ein geringeres Risiko für Genitalinfektionen haben.
+ **Vermindertes Risiko von sexuell übertragbaren Infektionen:** Es gibt Hinweise darauf, dass die Beschneidung das Risiko von sexuell übertragbaren Infektionen, einschließlich HPV und HIV, reduzieren kann.

Contra-Argumente

- **Ethik:** Ein Kind kann nicht selbst über diese schwerwiegende Veränderung seines Körpers entscheiden. Deshalb wird dieser ethischen Problematik durch ein BGH-Urteil Rechnung getragen: Beschneidungen aus religiösen oder kosmetischen Gründen dürfen in Deutschland erst nach Erreichen der Volljährigkeit und willentlicher Zustimmung erfolgen.
- **Risiken und Komplikationen:** Wie bei jedem chirurgischen Eingriff birgt auch die Beschneidung Risiken, wie Blutungen, Infektionen und Narbenbildung.
- **Schmerz und Trauma:** Der Eingriff kann postoperative Schmerzen und Traumata verursachen, wenn er unsachgemäß (oder) ohne ausreichende Betäubung durchgeführt wird.
- **Sensibilitätsverlust:** Durch den Eingriff kommt es zu einem Sensibilitätsverlust der Eichel. Dies kann von manchen Männern nach Beschneidung als Beeinträchtigung empfunden werden.

Häufige Erkrankungen bei Klein- und Schulkindern

Normalerweise wandern die Hoden im Rahmen der Embryonalentwicklung aus dem Bauchraum in den Hodensack. Diese Entwicklung kann verzögert sein, was zum Leistenhoden oder Hodenhochstand führt: Die Hoden verbleiben also zu lange im Bauchraum. Sie sollten allerdings bis spätestens zum Ende des zwölften Lebensmonats im Hodensack liegen, da sonst durch Überwärmung eine dauerhafte Fruchtbarkeitsstörung oder Entwicklungsstörung resultieren kann. Verbleiben die Hoden zu lange im Bauchraum, erhöht sich außerdem das Hodentumorrisiko.

Sind die Hoden in den ersten Monaten nach der Geburt nicht im Hodensack zu tasten, so wird in aller Regel mit einem Nasenspray oder per Spritze, welche das Plazentahormon HCG *(humanes Choriongonadotropin)* enthalten, das Einwandern der Hoden in den Hodensack gefördert. Erfolgt dies nicht innerhalb der ersten sechs Monate, ist eine operative Behandlung vor dem Ende des ersten Lebensjahres erforderlich, da sonst eine Entwicklungsstörung der Hoden und spätere Fruchtbarkeitsstörung resultieren kann. Zu unterscheiden sind folgende Situationen:

- **Leistenhoden:** Hier tastet man den Hoden im Leistenkanal. Eventuell kann er mit den Fingern von außen vorsichtig in den Hodensack gestreift werden, beim Loslassen zieht er sich aber wieder zurück und liegt anschließend wieder oben im Bereich der Leiste.
- **Pendelhoden:** In dieser Situation liegt der Hoden im Hodensack, kann aber bei Berührung oder durch Kältereize ausgelöst durch den Haltemuskel *(Cremaster)* zum Schutz in den Leistenkanal hochgezogen werden. Die Unterscheidung vom Leistenhoden ist nicht immer einfach. Es gilt die Faustregel: Befindet sich der Hoden mehr als die Hälfte der Zeit im Leistenkanal, ist er operativ zu behandeln.
- **Bauchhoden:** Bei dieser Sonderform ist kein Hoden im Hodensack tastbar; der noch im Bauch verbliebene Hoden ist aber durch bildgebende Verfahren (Sonografie, Magnetresonanztomografie [MRT]) darstellbar und muss operativ behandelt werden. Man spricht hierbei auch von Abdominalhoden.

Weitere urologische Beschwerden

Kinder können an verschiedenen anderen Krankheiten leiden, die das Harnwegssystem betreffen. Diese reichen von harmlosen, leicht zu behandelnden Leiden bis hin zu schwerwiegenderen Erkrankungen. Eine besondere Rolle für das betroffene Kind spielt hier das Einnässen.

Kinder, insbesondere Mädchen, sind anfällig für Harnwegsinfektionen. Wiederholte oder schwere Infektionen können auf urologische Probleme hinweisen. In jedem Fall sollte möglichst immer eine Urinkultur angelegt werden, um den Infekt-Erreger eindeutig zu identifizieren.

Der vesikoureterale Reflux (VUR) ist eine Erkrankung, bei der Urin von der Blase in die Harnleiter oder bis in die Nieren zurückfließt. Ist dieser Reflux ausgeprägt, so spricht man vom Wasserhammereffekt, bei dem der Urin während des Wasserlassens von der Blase hoch in die Niere schießt und dort auf Dauer das Nierengewebe schädigen kann, im schlimmsten Fall mit dem Ergebnis einer funktionslosen Wassersackniere *(Hydronephrose)*. In aller Regel machen immer wiederkehrende Harnwegsinfekte oder Schmerzen im Nierenlager gerade beim Wasserlassen auf diese Problematik aufmerksam.

Bettnässen *(Enuresis)* ist bei Kindern und Jugendlichen relativ häufig und kann auf verschiedene urologische oder nicht-urologische Ursachen zurückzuführen sein. Bettnässen ist eine in aller Regel angeborene, genetisch verankerte Entwicklungsstörung, die sich meistens auswächst. Alle Bettnässer werden trocken, allerdings kann das bis zur Pubertät dauern!

Wichtig ist die Unterscheidung, ob das Bettnässen erst später in der Entwicklung neu aufgetreten ist oder das Kind schon immer nachts eingenässt hat, also ob das Bettnässen sekundär oder primär aufgetreten ist. Wenn man genauer nachfragt, ist in den Familien von Bettnässern meistens einer der direkten Angehörigen auch vom Bettnässen betroffen gewesen. Ursächlich ist eine Störung der nächtlichen Ausscheidung von ADH (antidiuretisches Hormon), einem Hormon der Hirnanhangsdrüse, das in der Regel nachts ausgeschüttet wird und die nächtliche Urinproduktion reguliert. Fehlt dieses Hormon, so flutet nachts zu viel Urin an. Da Kinder jedoch einen sehr tiefen Schlaf haben, nehmen sie den Druck nicht wahr und nässen sich unkontrolliert ein.

Das Bettnässen ist bei Kindern bis zu einem Alter von sieben Jahren nicht ungewöhnlich, obwohl die Häufigkeit natürlich abnimmt, wenn Kinder älter werden. Die meisten Kinder haben im Alter von fünf Jahren gelernt, nachts trocken zu bleiben, aber es gibt darüber hinaus noch eine größere Bandbreite dessen, was als normal angesehen wird. Man schätzt, dass etwa 15 Prozent der Fünfjährigen und etwa 5 bis 10 Prozent der Siebenjährigen nachts noch Bettnässer sind. Es ist wichtig zu verstehen, dass Kinder unterschiedlich schnell in ihrer Entwicklung sind – und das betrifft auch die Kontrolle über die Blase während des Schlafs.

Bei Kindern im Alter von sieben Jahren und darüber kann Bettnässen verschiedene Ursachen haben, darunter genetische Faktoren, Entwicklungsverzögerungen im Zusammenhang mit der Reifung des Nervensystems, Stress oder emotionale Belastungen.

Es ist wichtig zu wissen, dass das Bettnässen in den meisten Fällen im Laufe der Zeit von selbst verschwindet. Wenn sich ein Kind jedoch regelmäßig nach dem siebten Lebensjahr nachts einnässt oder wenn die Eltern besorgt sind, ist es ratsam, eine kinderärztliche oder urologische Praxis aufzusuchen.

Die gängigen Maßnahmen beim Bettnässen sind:

- **Führen eines Miktionsprotokolls:** Das heißt, man sollte Buch darüber führen, wie oft das Kind nachts nass wird beziehungsweise wie viele Nächte es pro Woche oder Monat trocken ist. Weiterhin ist es sinnvoll, über einige Tage die Trinkmenge zu dokumentieren.
- **Flüssigkeitszufuhr regulieren:** weniger Flüssigkeitszufuhr nach 18 Uhr.
- **Später Toilettengang:** Das Kind nochmals auf die Toilette setzen, bevor die Erwachsenen zu Bett gehen. Vielleicht den Wasserhahn laufen lassen, um durch das Plätschern das Kind zu konditionieren. So entleert sich die Blase meist automatisch.
- **Klingelhose:** Die sogenannte Klingelhose ist eine elektronische Überwachungsmöglichkeit, die Hose löst bei unkontrolliertem Einnässen schon nach den ersten Tropfen einen akustischen Alarm aus. Dadurch wird das Kind geweckt, kann noch rechtzeitig auf die Toilette gehen und dadurch lernen, bei stärkerem Harndrang wach zu werden.

- **Behandlung mit Desmopressin:** Es wird vor dem Zubettgehen in Tablettenform gegeben und reguliert so den nächtlichen Wasserhaushalt.
- **Anticholinergika:** Medikamente, wie Oxybutynin oder Trospiumchlorid, führen zu einer Entspannung der Blase und einer Erhöhung des Blasenvolumens, was ebenfalls den Lernprozess des Wasserhaltens begünstigen kann.

Ich erkläre betroffenen Kindern und Eltern den Zusammenhang so: Einnässen und dessen Behandlung kann man sich so vorstellen, wie wenn ein Fehler auf der Computer-Festplatte immer wieder neu überschrieben werden muss, damit er irgendwann behoben ist und somit der Körper gelernt hat, die nächtliche Wasserproduktion zu regulieren.

Deshalb gilt, sich in Geduld zu üben – es wird werden, denn irgendwann ist jedes Kind trocken.

UROLOGISCHE BESCHWERDEN BEI JUGENDLICHEN

Auch im Jugendalter können Jungen und Mädchen an verschiedenen Beschwerden leiden – von Erkrankungen der Hoden über Entwicklungsstörungen bis zu sexuell übertragbaren Erkrankungen. Auch die psychische und körperliche Entwicklung während der Pubertät kann Fragen und Probleme mit sich bringen.

33 Welche urologischen Beschwerden können bei Jugendlichen auftreten?

Hodenschmerzen können vielfältig sein, in jedem Fall ist eine fachärztliche Untersuchung erforderlich, um ernste Ursachen auszuschließen. Jugendliche können mit Beschwerden, wie Schmerzen, Schwellungen oder Veränderungen der Hoden, konfrontiert sein, die eine urologische Untersuchung erfordern.

Die Größe der Hoden kann sehr unterschiedlich sein, dies kann auch mit hormonellen Ursachen wie einer verzögerten Pubertät zusammenhängen. Allerdings gibt es auch angeborene zu kleine Hoden, was als *Hodendysplasie* bezeichnet wird. Eine Unterscheidung kann nur durch eine fachärztliche Untersuchung erfolgen.

Sexuell übertragbare Erkrankungen (STI), also infektiöse Geschlechtskrankheiten wie Chlamydien oder Gonorrhö, können bei sexuell aktiven Jugendlichen vorkommen und erfordern eine urologische Diagnose und Behandlung.

Die Bildung von Harnsteinen kann in jedem Alter auftreten, auch Jugendliche können davon betroffen sein.

Sexuelle Entwicklungsstörungen sind bei einigen Jugendlichen ebenfalls ein wichtiges Thema. Gerade im Bereich der Pubertät und des Erwachsenwerdens haben Jugendliche häufig Selbstzweifel und viele Fragen, die die Entwicklung der eigenen Sexualität betreffen. Häusliche Probleme, Tabuisierung oder eine veränderte Selbstwahrnehmung (»Bin ich in den richtigen Körper geboren?«, Seite 92) können zu großen Selbstzweifeln und Sorgen führen, die den Besuch in der Facharztpraxis zwingend erforderlich machen. Weiterhin können vorzeitiger Samenerguss und psychogene Erektionsstörungen eine große Belastung für den Betroffenen bedeuten (siehe Seite 163). In jedem Fall gilt: Vor der Behandlung steht die Diagnose – ein Besuch bei der Fachärztin oder beim Facharzt ist dringend anzuraten.

Am besten frühzeitig ärztliche Beratung einholen

Es ist wichtig zu beachten, dass diese Liste nicht abschließend ist, und es gibt viele weitere urologische Beschwerden und Erkrankungen, die bei Kindern und Jugendlichen auftreten können. Wenn Eltern oder Jugendliche Anzeichen von urologischen Problemen bemerken, ist es ratsam, frühzeitig ärztliche Hilfe in Anspruch zu nehmen, um die richtige Diagnose und Behandlung zu erhalten. Kinderurologische Praxen sind auf die Diagnose und Behandlung von urologischen Problemen bei Kindern spezialisiert.

34 Jugendliche beim Urologen: Was ist zu beachten?

Selbst bei Jugendlichen ist der Besuch beim Urologen eine individuelle Entscheidung. Während es normalerweise nicht erforderlich ist, dass Jugendliche regelmäßig einen Urologen aufsuchen, kann es in bestimmten Fällen sinnvoll sein. Wenn ein Jugendlicher spezifische urologische Beschwerden oder Fragen hat, wie zum Beispiel Probleme beim Wasserlassen, Schmerzen im Genitalbereich oder Fragen zur sexuellen Gesundheit, kann es ratsam sein, einen Termin bei einer kinderurologischen oder urologischen Praxis zu vereinbaren. Jugendliche sollten wissen, dass diese Fachleute darauf spezialisiert sind, ihnen in einer unterstützenden und einfühlsamen Umgebung zu helfen und ihre Fragen und Anliegen zu klären.

Jugendliche können sich möglicherweise unsicher oder peinlich berührt fühlen, wenn es darum geht, medizinische Angelegenheiten in Bezug auf ihre Genitalien oder ihren Harntrakt anzusprechen. Dies ist jedoch völlig normal, und es ist wichtig, diesen Gefühlen Raum zu geben und sie mit einem vertrauenswürdigen Erwachsenen oder einer Fachärztin oder einem Facharzt zu besprechen. Die Jugendlichen sollten verstehen, dass der Urologe oder die Urologin in erster Linie dazu da ist, ihnen zu helfen und ihre Gesundheit zu fördern. Die Entscheidung, die urologische Sprechstunde aufzusuchen, sollte nicht nur auf medizinischen Bedürfnissen basieren, sondern auch darauf, ob der Jugendliche sich bereit und wohl dabei fühlt, diese Erfahrung zu machen.

Aus diesem Grund haben manche spezialisierten Urologen und Urologinnen bereits eine eigene Jungen-Sprechstunde eingerichtet.

Der Besuch bei einem Urologen oder einer Urologin kann für Teenager aus verschiedenen Gründen wichtig sein, die drei wichtigsten sind:

HPV-Impfung: Jungen sollten spätestens zum zwölften Lebensjahr gegen humane Papillomaviren geimpft werden. Dies senkt das Risiko für spätere Infektionen mit HPV (*Condylomata* oder Feigwarzen) und verhindert die Übertragung auf die Partnerin, bei der HPV-Infektionen zum Muttermundkrebs (Zervixkarzinom) führen können.

Hodentumor-Früherkennung: Die Risikoaltersgruppe für Hodentumoren beginnt für junge Männer ab dem 16. Lebensjahr. Obwohl Hodentumore nicht so häufig sind (17 von 100.000 Männern sind betroffen), ist es eine Krebserkrankung, die bei rechtzeitiger Diagnose geheilt werden kann. Deshalb ist eine regelmäßige Vorsorge bereits ab dem Jugendalter dringend zu empfehlen!

Früherkennung Geschlechtskrankheiten: Nicht rechtzeitig oder gar nicht erkannte und daher unbehandelte Geschlechtskrankheiten können bleibende Beschwerden wie Fruchtbarkeitsstörungen nach sich ziehen (siehe Seite 228). Wenn man berücksichtigt, dass 10 Prozent der jugendlichen, geschlechtsaktiven Bevölkerung bis zum 20. Lebensjahr eine Chlamydien-Infektion durchgemacht haben, so ist es offenkundig, dass ein breites Screening notwendig ist, um die Erkrankungen frühzeitig zu entdecken und behandeln zu können.[10]

Der Besuch bei einem Urologen oder einer Urologin kann für Teenager außerdem aus verschiedenen anderen Gründen wichtig sein:

Frühzeitige Feststellung von Problemen: Die ärztliche Untersuchung ermöglicht die frühzeitige Erkennung und Behandlung von urologischen Problemen. Einige Erkrankungen und Anomalien, wie Hodenhochstand, Phimose oder Harnwegsinfektionen, können in der Kindheit oder Jugend auftreten und sollten rechtzeitig behandelt werden, um mögliche Komplikationen zu vermeiden.

Aufklärung und Prävention: Teenager erhalten wichtige Informationen über die richtige Pflege der Genitalien und der Harnwege. Dies kann dazu beitragen, das Risiko von Infektionen und anderen Gesundheitsproblemen zu reduzieren. Zusätzlich kann die Urologin oder der Urologe Aufklärung über sexuell übertragbare Infektionen bieten und über sichere Sexualpraktiken sprechen.

Früher Zugang zu medizinischer Hilfe: Für Jugendliche, die spezifische urologische Beschwerden oder Anliegen haben, kann die urologische Sprechstunde eine wichtige Anlaufstelle sein. Dies gilt insbesondere bei Schmerzen, Entzündungen oder anderen ungewöhnlichen Symptomen im Genital- oder Harnbereich.

Unterstützung bei Adoleszenz-bezogenen Fragen: In der Adoleszenz treten oft Fragen zur körperlichen Entwicklung, Sexualität und Fortpflanzung auf. Die urologische Praxis kann Jugendlichen eine vertrauensvolle Umgebung bieten, in der sie diese Fragen ansprechen können.

Es ist wichtig zu betonen, dass der Besuch in einer urologischen Praxis in der Adoleszenz normalerweise nicht regelmäßig erforderlich ist, es sei denn, es gibt spezifische Beschwerden oder Anliegen. In der Regel wird eine kinderärztliche oder allgemeinärztliche Praxis für die allgemeine Gesundheitsvorsorge während der Jugendzeit ausreichen. Der Urologe oder die Urologin werden normalerweise dann konsultiert, wenn urologische Probleme oder Fragen auftreten.

35 Welche Themen kann ich mit einer Urologin oder einem Urologen besprechen?

Als Teenager gibt es verschiedene Themen, über die du dich bei einem Urologen oder einer Urologin informieren kannst. Dabei handelt es sich um eine fachärztliche Praxis für urologische Angelegenheiten, die den Harntrakt und die Fortpflanzungsorgane betreffen. Hier sind einige der Themen, die du dort besprechen könntest:

- **Hodengesundheit:** Du kannst Fragen zur normalen Entwicklung und Gesundheit deiner Hoden stellen. Dazu gehören Fragen zur Größe, Form und Lage der Hoden.
- **Hodenschmerzen:** Wenn du Schmerzen in den Hoden verspürst oder ein unangenehmes Druckgefühl im Hodensack hast, ist es wichtig, diese Beschwerden mit einer Urologin oder einem Urologen zu besprechen.
- **Hodenhochstand:** Wenn einer deiner Hoden nicht in den Hodensack eingewandert ist, ist eine urologische Untersuchung erforderlich.
- **Beschneidung:** Wenn du Fragen zur Beschneidung hast oder eine Beschneidung in Erwägung ziehst, kann man dir in der urologischen Praxis alle Aspekte dieses Eingriffs erläutern.

- **Probleme beim Wasserlassen:** Probleme wie Schwierigkeiten beim Wasserlassen, Schmerzen beim Wasserlassen oder häufiges Wasserlassen können auf urologische Erkrankungen hinweisen.
- **Sportverletzungen:** Die Risiken zu kennen und Erste Hilfe bei Sportverletzungen leisten zu können, kann für ein ganzes Team hilfreich sein. Jedoch auch nach einer Sportverletzung oder Prellung im Bereich von Bauch und Becken kann ein Besuch in der urologischen Praxis sinnvoll sein, um bleibende Schäden abzuwenden.
- **Sexuell übertragbare Infektionen:** Die urologische Sprechstunde kann Informationen über sexuell übertragbare Infektionen bieten, einschließlich Prävention und Tests.
- **Erektionsprobleme:** Wenn du Schwierigkeiten mit der Erektion oder anderen sexuellen Funktionen hast, können Untersuchungen durchgeführt und Behandlungsoptionen besprochen werden. Bei Teenagern sind in aller Regel psychische Ursachen mit Versagensangst für Sexualprobleme ursächlich. Für den Angstabbau hilft oft schon ein ärztliches Gespräch.
- **Fragen zur Sexualität oder Geschlecht:** Es können Fragen zur sexuellen Gesundheit und sexuellen Entwicklung beantwortet werden. Dies kann Themen wie die Pubertät und die Veränderungen in deinem Körper einschließen.
- **Harnwegsinfektionen:** Wenn du wiederkehrende Harnwegsinfektionen hast, kann in der urologischen Sprechstunde nach den Ursachen gesucht und es können Behandlungsempfehlungen gegeben werden.
- **Verhütung:** In der urologischen Sprechstunde können dir Informationen über verschiedene Verhütungsmethoden und deren Anwendung zur Verfügung gestellt werden.

Es ist wichtig zu beachten, dass du dich in der urologischen Sprechstunde in einer vertraulichen und unterstützenden Umgebung befindest, in der du alle Fragen oder Anliegen offen ansprechen kannst. Wenn du unsicher bist oder Gesundheitsprobleme oder Fragen im Zusammenhang mit deinem Genital- oder Harntrakt hast, kann es sinnvoll sein, dort einen Termin zu vereinbaren.

36 Wann beginnt die Pubertät, wie lange dauert sie und was verändert sich?

Die Pubertät ist ein wichtiger Abschnitt der körperlichen und emotionalen Entwicklung, der typischerweise in der Adoleszenz beginnt. Grundlegende Informationen zur Pubertät sind: Die Pubertät beginnt in der Regel zwischen dem 9. und 14. Lebensjahr bei Jungen. Dies kann von Individuum zu Individuum variieren. Ein früherer Beginn der Pubertät kann ab dem 8. Lebensjahr auftreten; die Pubertät kann aber auch erst bis zum 16. Lebensjahr starten. Die mit der Pubertät einhergehenden Veränderungen können etwa zwei bis fünf Jahre andauern, je nachdem, wann die Pubertät beginnt. Sie endet im Allgemeinen mit dem vollständigen Abschluss der körperlichen Reifung und dem Erreichen der Geschlechtsreife. Veränderungen bei Jungen während der Pubertät umfassen:

- **Wachstum:** Jungen erleben einen Wachstumsschub; sie werden also in kurzer Zeit deutlich größer.
- **Geschlechtsorgane:** Die Hoden beginnen zu wachsen und sich zu entwickeln. Die Produktion von Spermien beginnt, was die Geschlechtsreife anzeigt.
- **Gesichts- und Körperbehaarung:** Jungen entwickeln Bartwuchs und Körperbehaarung an Stellen wie Achseln und im Genitalbereich.
- **Stimmveränderung:** Die Stimme wird tiefer, wenn die Kehlkopfgröße zunimmt. Dies führt zu einer erwachseneren Stimme.
- **Muskelwachstum:** Muskelmasse und -stärke nehmen zu, was oft mit breiteren Schultern und einem insgesamt muskulöseren Erscheinungsbild einhergeht.
- **Fettverteilung:** Die Fettverteilung ändert sich, wobei Jungen mehr Fett in den Muskeln und weniger im Gesicht und an den Hüften haben.
- **Wachstum der Genitalien:** Die Genitalien, insbesondere der Penis, wachsen.

- **Sexuelle Entwicklung:** Die sexuelle Entwicklung schreitet voran, und Jungen beginnen, sexuelle Gefühle und Interessen zu entwickeln.
- **Hautveränderungen:** Hautprobleme wie Akne können in dieser Zeit häufiger auftreten.
- **Emotionale Veränderungen:** Die Pubertät ist auch mit emotionalen Veränderungen verbunden, darunter Stimmungsschwankungen, erhöhtes Selbstbewusstsein und Interesse an romantischen Beziehungen.

Die Pubertät ist eine Zeit des Übergangs, die mit vielen körperlichen, emotionalen und sozialen Veränderungen einhergeht. Es ist wichtig, dass Jugendliche während dieser Phase Unterstützung und Aufklärung erhalten, um die Herausforderungen und Veränderungen besser zu verstehen und zu bewältigen. Ein offener Dialog mit Eltern oder Erziehungsberechtigten sowie mit medizinischen Fachleuten kann hilfreich sein, um Fragen und Anliegen zu besprechen und Informationen zur sexuellen Gesundheit und Pubertät zu erhalten.

37 Wie gehe ich mit den körperlichen Veränderungen während der Pubertät um?

Die körperlichen Veränderungen während der Pubertät können für viele Jugendliche eine Herausforderung sein. Es ist wichtig zu wissen, wie man damit umgehen kann, um die physischen und emotionalen Veränderungen besser zu bewältigen. Hier sind einige Tipps:

- **Bildung und Aufklärung:** Informiere dich über die Pubertät und die Veränderungen, die damit einhergehen. Wissen kann Unsicherheit und Ängste reduzieren.
- **Kommunikation:** Sprich offen mit deinen Eltern oder Erziehungsberechtigten über die Pubertät und deine Gefühle. Sie können dir Unterstützung und Rat bieten.

- **Gesundheit und Hygiene:** Sorge für eine gute Hygiene, um Hautprobleme zu minimieren. Eine regelmäßige Dusche, das Waschen des Gesichts und das Tragen sauberer Kleidung sind wichtig.
- **Ernährung und Bewegung:** Eine ausgewogene Ernährung und regelmäßige körperliche Aktivität können dir helfen, gesund und fit zu bleiben.
- **Stimme und Körperpflege:** Wenn deine Stimme sich verändert, versuche, ruhig und geduldig zu bleiben. Sprich langsamer und versuche nicht, sie zu forcieren. Achte auf die richtige Pflege deiner Haut und verwende bei Bedarf Produkte zur Akne-Behandlung.
- **Bartwuchs und Körperbehaarung:** Der Bartwuchs und die Körperbehaarung sind normale Veränderungen. Wenn du dich für die Bartpflege interessierst, lerne, wie man sich rasiert und pflegt.
- **Sexuelle Entwicklung:** Verstehe, dass sexuelle Entwicklung ein normaler Teil der Pubertät ist. Wenn du Fragen oder Bedenken hast, besprich sie mit einem vertrauenswürdigen Erwachsenen oder einer Ärztin oder einem Arzt.
- **Emotionale Unterstützung:** Deine Gefühle können während der Pubertät Achterbahn fahren. Suche nach positiven Möglichkeiten, mit Stress und Emotionen umzugehen, wie zum Beispiel Gespräche mit Freundinnen und Freunden oder Aktivitäten, die dir Freude bereiten.
- **Selbstakzeptanz:** Akzeptiere und schätze deinen Körper so, wie er ist. Jeder Körper entwickelt sich in seinem eigenen Tempo. Du bist einzigartig, und das ist etwas Besonderes.
- **Professionelle Hilfe:** Suche professionelle Hilfe, wenn nötig. Wenn du dich übermäßig gestresst oder überfordert fühlst und dies deine psychische Gesundheit beeinträchtigt, zögere nicht, professionelle therapeutische oder psychologische Hilfe in Anspruch zu nehmen.

Die Pubertät ist eine natürliche Phase des Wachstums und der Entwicklung, die für jeden anders verläuft. Mit Unterstützung, Verständnis und Selbstfürsorge kannst du diese Zeit besser bewältigen und dich auf gesunde Weise in einen jungen Erwachsenen verwandeln.

38 Wie kann ich mit den emotionalen Veränderungen während der Pubertät umgehen?

Nicht nur der Körper verändert sich während der Pubertät. Die allermeisten Teenager machen auch einen mentalen Wandel durch. Diese Veränderungen können ebenfalls eine Herausforderung darstellen, aber es gibt Möglichkeiten, wie du damit umgehen und diese Zeit besser bewältigen kannst. Hier sind einige Tipps:

- **Kommunikation:** Sprich mit Eltern, Erziehungsberechtigten oder anderen Vertrauenspersonen über deine Gefühle. Sie können dir Unterstützung und Rat bieten.
- **Verständnis:** Verstehe, dass Stimmungsschwankungen und Emotionen während der Pubertät normal sind. Dies ist Teil des Prozesses des Erwachsenwerdens.
- **Selbstakzeptanz:** Akzeptiere dich selbst und deine Gefühle. Es ist in Ordnung, Emotionen zu haben und sich manchmal unsicher oder verwirrt zu fühlen.
- **Stressbewältigung:** Lerne Stressbewältigungsstrategien, wie zum Beispiel tiefes Atmen, Meditation oder Entspannungstechniken, um mit den emotionalen Höhen und Tiefen umzugehen.
- **Sport und Bewegung:** Körperliche Aktivität kann helfen, Stress abzubauen und die Stimmung zu heben. Finde eine Sportart oder Aktivität, die dir Spaß macht.
- **Ausdruck:** Finde gesunde Wege, deine Emotionen auszudrücken. Das kann das Schreiben in einem Tagebuch, die Teilnahme an kreativen Aktivitäten oder das Gespräch im Freundeskreis sein.
- **Gesunde Ernährung:** Eine ausgewogene Ernährung kann dazu beitragen, die Stimmung zu stabilisieren. Achte auf eine ausreichende Aufnahme von Nährstoffen, insbesondere Omega-3-Fettsäuren, die für die geistige Gesundheit wichtig sind.
- **Schlaf:** Schlaf ist entscheidend für die emotionale Gesundheit. Sorge dafür, ausreichend Schlaf zu bekommen, um deine Stimmung und dein Wohlbefinden zu unterstützen.

- **Unterstützung suchen:** Wenn du dich übermäßig gestresst oder überfordert fühlst, zögere nicht, professionelle therapeutische oder psychologische Hilfe in Anspruch zu nehmen.
- **Selbstfürsorge:** Denke daran, auf dich selbst zu achten und dir Zeit für Aktivitäten und Hobbys zu nehmen, die dir Freude bereiten.

Die Pubertät ist eine Zeit des Übergangs und der Veränderung, die oft von intensiven Emotionen begleitet wird. Es ist wichtig zu wissen, dass du nicht allein damit bist und dass es Unterstützung gibt. Mit den richtigen Strategien und einem positiven Umfeld kannst du diese emotionalen Veränderungen erfolgreich bewältigen und gestärkt aus der Pubertät hervorgehen.

39 Was tun bei einer »Morgenlatte« und spontanen Samenergüssen?

Die sexuelle Entwicklung und die damit verbundenen Vorgänge, wie die spontane Gliedversteifung am Morgen – umgangssprachlich ist meist von der »Morgenlatte« die Rede –, unwillkürliche Samenergüsse oder Orgasmen, sind natürliche Aspekte des sexuellen Reifens. Im Folgenden findest du einige Informationen dazu, wie du damit umgehen kannst.

Morgenlatte

Die sogenannte Morgenlatte (morgendliche Spontanerektion) ist ein völlig natürlicher Vorgang und tritt oft morgens oder nach dem Aufwachen auf. Sie ist das Ergebnis eines erhöhten Blutflusses in den Penis während des Schlafs und ist nicht immer mit sexueller Erregung verbunden. Du kannst einfach abwarten, bis die Erektion von selbst abklingt, oder du kannst dich bewegen und aufstehen, um den Blutabfluss zu erhöhen und so die Erektion schneller abklingen zu lassen. Du kannst aber auch durch Masturbation einen Samenerguss auslösen, der zum Abklingen der Erektion führt.

Samenergüsse

Samenergüsse (Ejakulation), auch als »Orgasmen« bezeichnet, sind ein natürlicher Teil der sexuellen Entwicklung und treten auf, wenn der Körper sexuell erregt ist. Der erste Samenerguss tritt normalerweise während der Pubertät auf, wenn die Produktion von Samenflüssigkeit beginnt. Die Selbstbefriedigung oder Masturbation ist ein normaler Entwicklungsprozess im Rahmen deiner sexuellen Entwicklung und eine Möglichkeit, sich mit deinem eigenen Körper vertraut zu machen und deine sexuellen Bedürfnisse zu erkunden.

Orgasmen

Ein Orgasmus ist ein Höhepunkt sexueller Erregung und geht oft mit dem Samenerguss einher. Orgasmen sind ein natürlicher und gesunder Teil der sexuellen Entwicklung. Es ist wichtig zu wissen, dass sexuelle Aktivitäten und Orgasmen ein persönliches und privates Thema sind. Du solltest nur das tun, was sich für dich angenehm und respektvoll anfühlt.

Es ist normal, Fragen und Unsicherheiten über sexuelle Angelegenheiten zu haben, wenn man heranwächst. Es ist hilfreich, mit vertrauenswürdigen Erwachsenen oder Fachleuten über diese Themen zu sprechen, wenn du dich unsicher fühlst. Ein offener Dialog mit Eltern oder Erziehungsberechtigten kann dir dabei helfen, Antworten auf deine Fragen zu finden und dich bei der Navigation in dieser Phase des Lebens unterstützen zu lassen.

Denke daran, dass sexuelle Gesundheit und Sicherheit wichtig sind. Wenn du sexuell aktiv werden möchtest, ist es ratsam, sich über Verhütungsmethoden und sexuell übertragbare Infektionen zu informieren und sicherzustellen, dass sexuelle Aktivitäten immer einvernehmlich und respektvoll sind.

40 Welche Verletzungen im Bereich von Harntrakt und Genitalbereich können vorkommen?

Verletzungen beim Sport

Wenn du dich beim Sport verletzt und die Verletzung den Genital- oder Harntrakt betrifft, solltest du sofort ärztliche Hilfe in Anspruch nehmen. Verletzungen in diesem Bereich erfordern besondere Aufmerksamkeit, da sie schwerwiegende Folgen haben können. Hier sind einige Anzeichen und Situationen genannt, bei denen du sofort urologische oder notärztliche Hilfe suchen solltest:

- **Starke Schmerzen:** Wenn du starke oder anhaltende Schmerzen im Genitalbereich oder Nierenlager verspürst, ist das ein ernstes Warnzeichen, das sofortige ärztliche Untersuchung erfordert.
- **Schwellung oder Bluterguss:** Eine ungewöhnliche Schwellung, Prellung oder Blutung im Genitalbereich sollte umgehend untersucht werden.
- **Blut im Urin oder Schmerzen beim Wasserlassen:** Wenn du Schmerzen beim Wasserlassen hast, insbesondere wenn du nicht urinieren kannst oder Blut im Urin bemerkst, solltest du umgehend eine fachärztliche Praxis oder die urologische Klinik aufsuchen.
- **Verletzung durch einen Sturz oder Schlag:** Wenn du durch einen direkten Sturz oder Schlag im Genitalbereich oder Nierenlager verletzt wurdest, solltest du ärztliche Hilfe suchen.
- **Verdacht auf Hodenverletzung:** Jede Verletzung der Hoden ist ernst zu nehmen und sollte sofort untersucht werden, um mögliche Folgeschäden zu verhindern.
- **Verletzung im Unterbauchbereich:** Eine Verletzung im Unterbauchbereich, die den Harntrakt betreffen könnte, sollte sorgfältig untersucht werden.

Es ist besser, im Zweifelsfall ärztliche Hilfe in Anspruch zu nehmen, als zu zögern – insbesondere, wenn es um Verletzungen im Genitalbereich oder Nierenlager geht. Eine urologische Praxis ist auf diese Art von Verletzungen spezialisiert und kann die notwendigen Untersuchungen und Behandlungen durchführen. Zögere nicht, dich umgehend ärztlich untersuchen zu lassen, um potenziell schwerwiegende Komplikationen zu vermeiden.

Das Jungfernhäutchen des Mannes

Das Penisbändchen, oder *Frenulum*, wird auch als »Jungfernhäutchen des Mannes« bezeichnet. Es ist ein dünnes Bändchen an der Unterseite der Eichel, in dem eine Arterie verläuft und zu dem die mit empfindlichste Stelle des Penis gehört. Das Bändchen verbindet die Vorhaut mit der Eichel. Bei manchen Männern ist es von Natur aus etwas kürzer angelegt und kann deshalb bei einer Erektion gespannt sein wie eine Gitarrensaite. Wenn es während sexueller Aktivität zu einer übermäßigen Dehnung oder Belastung kommt, kann das Bändchen reißen und eine ziemlich starke Blutung verursachen, da in dem Bändchen eine dünne Arterie, die *Arteria frenularis*, verläuft.

Die erste Maßnahme ist, durch Druckverband oder Kompression die Blutung zu stoppen. Am besten solltest du mit einem Tupfer, Taschentuch oder Handtuch auf die Blutung drücken und dann möglichst zeitnah eine urologische Klinik aufsuchen. Sollte es sich um einen kleineren Riss handeln, kommt die Blutung vielleicht sogar von selbst wieder zum Stillstand; dann kann man in aller Ruhe bei nächster Gelegenheit die urologische Sprechstunde aufsuchen.

Der Riss des *Frenulums* kann Schmerzen und Blutungen verursachen, heilt jedoch in der Regel von selbst. Wenn das Bändchen nicht ganz durchgerissen ist und nach der Heilung eventuell eine Narbe bleibt, die wiederum zu kurz ist, kann es wieder einreißen. Deshalb ist dann eine operative Verlängerung des Bändchens im Sinne einer sogenannten Frenulumplastik eine sinnvolle Maßnahme. Dieser Eingriff wird in Lokalanästhesie durchgeführt und dauert nicht sehr lange. Nach drei Wochen ist die Heilung abgeschlossen und man kann wieder entspannten Geschlechtsverkehr ausüben.

TRANSGENDER-PERSONEN

Der Begriff »Transgender« bezieht sich auf Personen, deren Geschlechtsidentität nicht mit dem Geschlecht übereinstimmt, das ihnen durch körperliche Merkmale, wie Genitalien, bei der Geburt zugewiesen wurde. Ihre Geschlechtsidentität bezieht sich auf die eigene Wahrnehmung im Hinblick auf Geschlecht und Geschlechtsidentifikation. Diese muss nicht mit der Anlage der äußeren Genitalien in Zusammenhang stehen. Transsexuelle Menschen fühlen sich in den falschen Körper hinein geboren und wünschen sich deshalb, ihr innerlich wahrgenommenes sexuelles Wesen zu leben.

Ein transsexueller Mensch kann beispielsweise bei der Geburt als männlich oder weiblich registriert worden sein, empfindet sich jedoch einem anderen Geschlecht zugehörig und somit in einen anderen Körper geboren, als es die Wahrnehmung vermittelt. Jemand kann Transgender sein, aber gleichzeitig heterosexuell, homosexuell, bisexuell oder andere sexuelle Orientierungen haben. Die Erfahrung und der Prozess der Geschlechtsidentität können für transsexuelle Personen sehr vielfältig sein.

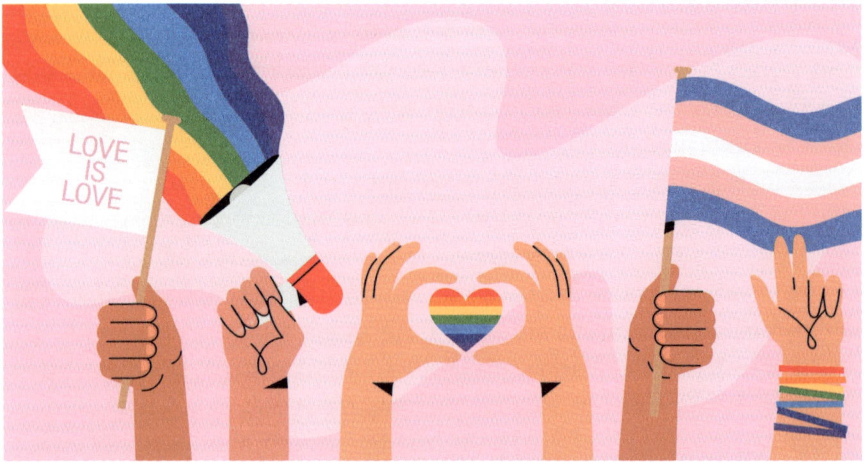

In vielen Ländern stehen Symbole in Regenbogenfarben für queere Menschen, darunter auch Transgender-Personen.

Die kompetente medizinische Begleitung transsexueller Menschen ist eine Herausforderung und liegt für gewöhnlich in Händen von Fachärztinnen und -ärzten aus den Bereichen Andrologie, Endokrinologie und Sexualmedizin. In der Regel ist die kollegiale Arbeit in einem Netzwerk Voraussetzung, um eine umfassende bestmögliche medizinische Behandlung und Betreuung anbieten zu können, da auch Fachbereiche wie Psychiatrie, Gynäkologie und Urologie gemeinsam eingebunden sein sollten.

41 Welche besonderen Themen und Fragen sind Transgender-Personen wichtig?

Als »Transition« bezeichnet man eine lange persönliche Reise. Sie beschreibt den Zeitraum zwischen dem Bewusstwerden des sexuellen Andersseins und der Entscheidung, sich auf die Reise in den anderen Körper zu machen. Das Ziel ist es, mit einer neuen, aber der richtigen sexuellen Identität bei sich selbst anzukommen und Gefühl und Körper gewissermaßen zu vereinen. Aus der Vergangenheit wissen wir, dass dieser Weg für die Betroffenen manchmal beschwerlich sein kann. Umso wichtiger ist es, diese Reise eingebunden in ein soziales Umfeld zu machen. Dazu gehört auch eine psychotherapeutische oder psychiatrische Behandlung. Diese ist Voraussetzung, um den nächsten Schritt im Sinne einer hormonellen oder operativen Umwandlung der Geschlechtsidentität gehen zu können. Bislang gilt, dass zwischen Bewusstwerden und dem Einleiten invasiver medizinischer Maßnahmen circa zwölf Monate vergehen sollten. Voraussetzung für die gegengeschlechtliche Behandlung ist ein Gutachten durch eine psychiatrische Praxis, welche die Diagnose Transgender beziehungsweise Transsexualität (ICD F64.0) bestätigt.

Wohin man auf dieser Reise gelangen möchte, liegt immer bei dem oder der Betroffenen. Manche möchten sich mit Haut und Haaren komplett verändern: von Mann zu Frau oder von Frau zu Mann. Andere jedoch möchten in beiden Welten leben, sind vielleicht östrogenisiert und optisch eine Frau geworden, im Genitalbereich aber Mann geblieben. Ob die

Funktionalität erhalten bleibt, hängt ab vom hormonellen »Finetuning«, das deshalb exakt mit der oder dem Betroffenen abgesprochen sein muss.

Die Entscheidung sollte in jedem Fall gründlichst durchdacht werden, da alle Auswirkungen im Hinblick auf das soziale Umfeld, die hormonelle Gesundheit und die psychischen Veränderungen wohlüberlegt sein müssen. Einige Transgender-Personen entscheiden sich für geschlechtsangleichende Maßnahmen wie Hormontherapie oder geschlechtsangleichende Operationen, während andere das nicht tun.

Es ist wichtig, die Identität und die Erfahrungen von Transgender-Menschen zu respektieren und zu akzeptieren. Die Anerkennung und Unterstützung ihrer Geschlechtsidentität ist ein wichtiger Schritt zur Förderung der Gleichstellung und des Wohlbefindens für Transgender-Personen.

Urologische Richtlinien und Vorsorgeuntersuchungen für Transgender-Personen können von Fall zu Fall variieren, abhängig von der individuellen Geschlechtsidentität, der medizinischen Geschichte und den angestrebten geschlechtsangleichenden Maßnahmen. Es ist wichtig, mit qualifizierten Gesundheitsdienstleistenden, vorzugsweise einer urologischen oder endokrinologischen Praxis, zusammenzuarbeiten, um die besten Empfehlungen für deine spezifische Situation zu erhalten.

Einige allgemeine Aspekte, die bei urologischen Vorsorgeuntersuchungen für Transgender-Personen beachtet werden können, sind:

- **Hormontherapie:** Die Hormontherapie ist immer der erste Schritt, dabei gelten folgende Vorgehensweisen:
  - Frau zu Mann: Hier wird über Depotspritzen durch GnRH-Analoga (Gonadotropin-Releasing-Hormon) der Zyklus unterbrochen, die Menstruation kommt zum Stillstand. Über eine Behandlung mit Testosteron werden typische männliche äußere Veränderungen sichtbar, wie Bartwuchs oder Muskelwachstum.
  - Mann zu Frau: Es werden medikamentös die Androgen-Rezeptoren blockiert. Über die Behandlung mit Östrogenen entwickeln sich typisch weibliche Formen, es erfolgt eine Brustbildung. Die Hüftrundungen werden ausgeprägter, die Stimme und das Gesicht werden weicher.

- **Geschlechtsangleichende Operationen:** Nach frühestens einem Jahr antihormoneller Behandlung können weitere Maßnahmen wie geschlechtsangleichende Operationen erfolgen.
  - Frau zu Mann: Erster Schritt ist meist die Entfernung der Brüste. Im nächsten Schritt können Eierstöcke und Gebärmutter entfernt werden und eine Umwandlung im Genitalbereich erfolgen. Auch die Einbeziehung der Klitoris als Neo-Penoid und die Bildung eines Penis aus Muskellappen ist möglich. Allerdings ist die operative Prozedur sehr aufwendig und eine gründliche Beratung und Bedenkzeit sind Voraussetzung, um die zu erwartenden Resultate richtig einschätzen zu können.
  - Mann zu Frau: Der Brustaufbau erfolgt in aller Regel über Silikonimplantate. Die Anlage einer Neo-Vagina nach Entfernung des Skrotums und der Hoden mit Bildung von neuen Schamlippen führt zu einer neuen Geschlechtsidentität. Auch in dieser Situation ist die nicht reversible operative Maßnahme gründlich zu überdenken und in allen Auswirkungen in der Facharztpraxis zu besprechen.
- **Urologische Beschwerden:** Wenn urologische Beschwerden oder Probleme im Zusammenhang mit dem Harntrakt oder den Geschlechtsorganen auftreten, zum Beispiel Schwierigkeiten beim Wasserlassen, Schmerzen oder Infektionen, sollte sofort ärztliche Hilfe in Anspruch genommen werden.
- **Präventive Gesundheitsmaßnahmen:** Die Bedeutung der allgemeinen Prävention und Gesundheitsvorsorge sollte nicht vernachlässigt werden. Dies umfasst auch die Bedeutung einer ausgewogenen Ernährung, ausreichender körperlicher Aktivität und anderer präventiver Maßnahmen zur Aufrechterhaltung der Gesundheit.

Transgender-Männer

Transgender-Männer (Personen, die bei der Geburt als weiblich registriert wurden, sich aber als männlich identifizieren) unterziehen sich in der Regel einer geschlechtsangleichenden Hormontherapie mit Testosteron und können durch eine Reduktionsplastik der Brust, eventuell verbunden mit

Anlage eines plastischen Neo-Penis, eine Maskulinisierung durchführen lassen. Diese aufwendigen medizinischen Maßnahmen können jedoch einige gesundheitliche Risiken mit sich bringen.

Brustkrebsrisiko: Transgender-Männer, die eine Brustamputation durchführen lassen, haben ein geringeres Brustkrebsrisiko als cisgeschlechtliche (cisgeschlechtlich bezieht sich auf Personen, deren Geschlechtsidentität mit dem Geschlecht übereinstimmt, das ihnen bei der Geburt zugewiesen wurde). Dennoch ist es wichtig, darauf hinzuweisen, dass ein gewisses Restrisiko bestehen bleibt, insbesondere wenn das Brustgewebe nicht vollständig entfernt wurde.

Osteoporose: Die Testosterontherapie kann das Risiko für Osteoporose erhöhen, insbesondere wenn die Therapie über einen längeren Zeitraum durchgeführt wird. Regelmäßige Untersuchungen der Knochengesundheit und die Einnahme von Nahrungsergänzungsmitteln, wie Kalzium und Vitamin D, können helfen, dieses Risiko zu minimieren.

Herz-Kreislauf-Effekte: Testosteron kann das Risiko für Herz-Kreislauf-Erkrankungen erhöhen, insbesondere bei Personen mit anderen Risikofaktoren wie Übergewicht und Rauchen. Regelmäßige ärztliche Untersuchungen und eine gesunde Lebensweise sind wichtig.

Fertilität: Die Testosterontherapie kann die Fruchtbarkeit beeinträchtigen. Es ist ratsam, vor Beginn der Hormontherapie mit einer Fachärztin oder einem Facharzt für Reproduktionsmedizin über Möglichkeiten zur Erhaltung der Fruchtbarkeit zu sprechen, wie zum Beispiel das Einfrieren von Eiern.

Psychische Gesundheit: Transgender-Männer können mit psychischen Gesundheitsproblemen, wie Geschlechtsdysphorie und Diskriminierung, konfrontiert sein. Eine begleitende psychosoziale therapeutische Unterstützung ist daher für diesen Prozess sehr wichtig.

Es ist entscheidend, dass Transgender-Männer ihre Gesundheit regelmäßig beobachten und überwachen lassen und mit qualifizierten Gesundheitsdienstleistenden zusammenarbeiten, um die Auswirkungen der Hormontherapie und andere gesundheitliche Aspekte zu managen. Die individuelle Gesundheitsversorgung und -überwachung kann je nach den Bedürfnissen und der Gesundheitsgeschichte jeder Person variieren.

Transgender-Frauen

Transgender-Frauen (Personen, die bei der Geburt als männlich registriert wurden, sich aber als weiblich identifizieren) unterziehen sich in der Regel einer geschlechtsangleichenden Hormontherapie mit Östrogen und können auch geschlechtsangleichende Operationen durchführen lassen. Diese beinhalten möglicherweise den Brustaufbau mit Silikonimplantaten sowie die Entfernung der männlichen Genitalien unter Erhalt der Eichel und Anlage einer Neo-Vagina mit Klitoris. Diese aufwendigen medizinischen Maßnahmen können einige gesundheitliche Risiken mit sich bringen:

Brustkrebsrisiko: Obwohl das Brustkrebsrisiko bei Männern niedriger ist als bei Frauen, besteht auch für Transgender-Frauen ein Restrisiko, insbesondere da die Brustwarzen oder Brustwarzenhöfe erhalten bleiben.

Prostatakrebs: Viele Transgender-Frauen lassen ihre Prostata nicht entfernen, da damit auch ein erhöhtes Inkontinenzrisiko einhergehen würde. Deshalb besteht weiterhin ein Risiko für Prostatakrebs und regelmäßige Vorsorgeuntersuchungen müssen weiterhin erfolgen.

Herz-Kreislauf-Effekte: Eine Östrogentherapie kann das Risiko für Herz-Kreislauf-Erkrankungen erhöhen. Regelmäßige ärztliche Untersuchungen und eine gesunde Lebensweise sind wichtig.

Knochengesundheit: Eine Östrogentherapie kann die Knochendichte beeinflussen und das Risiko für Osteoporose erhöhen. Die Überwachung der Knochengesundheit und gegebenenfalls die Einnahme von Nahrungsergänzungsmitteln ist wichtig.

Psychische Gesundheit: Transgender-Frauen können mit psychischen Gesundheitsproblemen, wie Geschlechtsdysphorie und Diskriminierung, konfrontiert sein. Unterstützung durch professionelle Therapeutinnen und Therapeuten und psychosoziale Unterstützung sind wichtig.

Auch für Transgender-Frauen ist es enorm wichtig, ihren gesundheitlichen Zustand regelmäßig zu prüfen und zu beobachten. Nur so und durch die Zusammenarbeit mit einem qualifizierten Team kann eine hormonelle Therapie richtig begleitet und eingestellt werden. Und auch in diesem Fall gilt: Für jede Person können Versorgung und Überwachung individuell an die jeweilige Vorgeschichte und den unter Beachtung aller gesundheitlichen Aspekte angepasst werden.

42 Wie verändern sich die Hormone bei Transgender-Personen?

Hormonveränderungen bei Transgender-Personen hängen davon ab, welche geschlechtsangleichende Hormontherapie sie erhalten. Im Folgenden sind die typischen Hormonveränderungen beschrieben, die bei Transgender-Personen auftreten können.

Bei Transgender-Frauen (männlich-zu-weiblich, MtF) wird Östrogen verabreicht, um die Entwicklung weiblicher Geschlechtsmerkmale zu fördern. Die Testosteronspiegel werden gesenkt, was zu einer Abnahme der männlichen Geschlechtsmerkmale wie Bartwuchs und Muskelmasse führt. Körperfett wird eher in Hüften und Brust als im Bauchbereich gespeichert. Viele Transgender-Frauen entscheiden sich dafür, Östrogen lebenslang einzunehmen, um die Entwicklung weiblicher Geschlechtsmerkmale zu unterstützen und die Veränderungen aufrechtzuerhalten.

Bei Transgender-Männern (weiblich-zu-männlich, FtM) wird Testosteron verabreicht, um die Entwicklung männlicher Geschlechtsmerkmale zu fördern. Die Dauer der Hormontherapie kann von Person zu Person variieren. Östrogen wird gesenkt, was zu einer Abnahme der weiblichen Geschlechtsmerkmale wie Brustwachstum führt. Die Körperfettverteilung ändert sich, wodurch mehr Fett im Bauchbereich gespeichert wird. Bartwuchs und Muskelmasse nehmen zu.

Die genauen Veränderungen variieren von Person zu Person und hängen von der Dosierung und Dauer der Hormontherapie ab. Die Veränderungen treten in der Regel allmählich auf und können einige Monate bis Jahre dauern. Während dieser Zeit werden regelmäßige Blutuntersuchungen durchgeführt, um sicherzustellen, dass die Hormonwerte im Zielbereich liegen und die Gesundheit überwacht wird. Es gibt jedoch einige wichtige Faktoren zu berücksichtigen:

Individuelle Ziele: Die Entscheidung, Hormone zu nehmen, hängt von den individuellen Zielen ab. Einige Transgender-Personen möchten möglicherweise eine dauerhafte Hormontherapie durchführen, während andere dies möglicherweise nicht möchten.

Geschlechtsangleichende Operationen: Für einige Transgender-Personen können geschlechtsangleichende Operationen die Lösung sein. Die Kastration (Entfernung der Hoden oder der Eierstöcke) macht quasi auf natürliche Weise einen Teil der Hormontherapie überflüssig und ist deshalb langfristig die bessere Lösung.
Gesundheitliche Überlegungen: Die langfristigen Auswirkungen von Hormontherapie auf die Gesundheit sind wichtig, und Transgender-Personen sollten diese Aspekte mit ihren Ärzten oder Ärztinnen besprechen. Eine regelmäßige ärztliche Überwachung ist erforderlich.
Psychische Gesundheit: Geschlechtsdysphorie und die psychische Gesundheit spielen ebenfalls eine Rolle bei der Entscheidung, Hormone zu nehmen.

Es ist wichtig, die Hormontherapie unter ärztlicher Aufsicht und Anleitung durchzuführen, da sie sowohl körperliche als auch psychische Auswirkungen haben kann. Die individuellen Bedürfnisse und Ziele werden bei der Planung der Hormontherapie berücksichtigt.

43 Kann man sich als Transgender »umentscheiden«?

Manche Transgender-Personen erleben eine Veränderung in ihrer Identität und überdenken ihre Entscheidungen bezüglich Hormontherapie, geschlechtsangleichender Operationen oder anderer Maßnahmen. Dieser Prozess der Geschlechtsidentität ist individuell, und es ist absolut in Ordnung, wenn jemand im Laufe der Zeit feststellt, dass seine ursprünglichen Entscheidungen nicht mehr zu seiner Identität passen. Ein offener und unterstützender Raum für diese Selbstentdeckung ist entscheidend. Geschlechtsangleichende Maßnahmen sind lebensverändernd und sollten nach reiflicher Überlegung und in enger Zusammenarbeit mit qualifizierten Fachleuten erfolgen. Transgender-Personen sollten sich immer an kompetente Fachleute für Geschlechtsidentität und Transgender-Gesundheit wenden, um ihre Optionen und Bedenken zu besprechen und die besten Entscheidungen für ihre individuelle Gesundheit und ihr Wohlbefinden zu treffen.

4

VORSORGE

WARUM SIE SO WICHTIG IST

Die Bedeutung der Vorsorgeuntersuchungen liegt darin, Erkrankungen im Frühstadium zu erkennen, um damit deutlich bessere Ergebnisse im Hinblick auf den Erhalt der Gesundheit und eine rechtzeitige Behandlung zu erzielen. Ein Großteil der Männer geht nachlässiger mit seiner Gesundheit um als mit der Pflege des eigenen PKW. Dieser wird regelmäßig zum TÜV gefahren, aber zum Arzt geht man leider erst, wenn man ein Problem hat. Dabei ist Vorsorge besser als Nachsorge. In diesem Kapitel sollen die Möglichkeiten und Bedeutung sinnvoller Vorsorgeuntersuchungen beleuchtet werden und ich hoffe, dass meine Empfehlungen auf fruchtbaren Boden fallen.

DER BESUCH IN DER UROLOGISCHEN ODER ANDROLOGISCHEN PRAXIS

Auch wenn du deine allgemeine Gesundheit im Blick behältst, ist es entscheidend, regelmäßig zur Vorsorgeuntersuchung zu gehen. Mein Mantra dabei ist: Vorsorge ist wichtiger als Nachsorge. Nachfolgend möchte ich dir erklären, wann eine Vorsorge in der urologischen Praxis und eventuell eine Vorstellung in einer andrologischen Praxis sinnvoll ist.

44 Wann sollte ich zum Urologen oder zur Urologin gehen?

Deine Gesundheit steht an erster Stelle und manchmal können spezifische Beschwerden auftreten, die eine fachärztliche Untersuchung erfordern. In diesem Abschnitt erläutere ich, welche Symptome und Probleme einen Besuch in einer urologischen Praxis erforderlich machen. Klare Hinweise helfen dir, die Bedeutung deiner Gesundheitssignale zu verstehen und rechtzeitig professionelle Hilfe in Anspruch zu nehmen. Es gibt dafür verschiedene Symptome und Anzeichen:

Hodenveränderungen: Verhärtungen, Unregelmäßigkeiten der Hodenoberfläche, Schwellungen oder Schmerzen bedürfen einer fachärztlichen Abklärung, da sie auf mögliche Entzündungen, Durchblutungsstörungen, aber auch auf einen Hodentumor hinweisen können.

Familiäres Prostatakarzinom: Sollte ein Angehöriger ersten oder zweiten Grades an Prostatakrebs erkrankt sein, ist eine Vorstellung beim Urologen ab dem 40., spätestens ab dem 45. Lebensjahr sinnvoll, da durch genetische Belastung das Prostatakrebsrisiko deutlich erhöht sein kann.

Probleme beim Wasserlassen: Schwierigkeiten beim Starten des Wasserlassens, ein schwacher Strahl, häufiger Harndrang oder das Gefühl einer unvollständigen Blasenentleerung können auf mögliche Probleme mit der Prostata, der Blase oder den Harnwegen hinweisen.

Schmerzen oder Unbehagen im Unterleib: Anhaltende Schmerzen im Unterleib können urologische Ursachen haben, wie Entzündungen, Infektionen aber auch Harn- oder Nierensteinleiden sowie Tumorerkrankungen.
Blut im Urin: Achte auf Veränderungen der Farbe und des Geruchs deines Urins. Blut im Urin, häufige Trübungen oder andere auffällige Merkmale sollten zeitnah in einer urologischen Praxis untersucht werden.
Sexuelle Funktionsstörungen: Schwierigkeiten bei der Erektion, vorzeitiger Samenerguss oder nachlassendes sexuelles Verlangen können auf zugrunde liegende gesundheitliche Ursachen, wie eine Hormondisbalance oder Durchblutungsstörungen im Genitalbereich, hinweisen.
Rezidivierende Harnwegsinfektionen: Immer wiederkehrende Infektionen der Harnwege könnten ein Hinweis auf eine veränderte Keimflora, eine Partnerinfektion, eine geschwächte Immunabwehr oder angeborene Fehlbildungen und selbst Tumorerkrankungen sein, die urologisch abgeklärt werden sollten.

Selbst scheinbar geringfügige Beschwerden sollten deshalb nicht ignoriert werden, da sie auf krankheitsbedingte Zustände hinweisen könnten. Denke daran, dass der Gang zum Urologen oder zur Urologin nicht nur eine Reaktion auf akute Beschwerden ist, sondern auch ein proaktiver Schritt, um deine Gesundheit zu erhalten. Hierbei können Erkrankungen im Harn- und Genitaltrakt frühzeitig erkannt werden.

45 Was macht ein Androloge oder eine Andrologin?

Zu den spezifischen Themen, die in der Andrologie behandelt werden, gehören unter anderem männliche Infertilität (Unfruchtbarkeit), erektile Dysfunktion, Hormonstörungen, sexuelle Dysfunktionen, Entwicklungsstörungen der Hoden und andere Probleme im Zusammenhang mit den männlichen Fortpflanzungsorganen. Andrologen und Androloginnen haben eine Fachkunde durch eine Zusatzweiterbildung erworben, die voraussetzt, dass man bereits Facharzt oder-ärztin für Urologie, Endokrinologie oder Dermatologie ist.

In der Andrologie geht es um die spezielle Abklärung und Behandlung im Hinblick auf Fruchtbarkeits- und Sexualstörungen im Bereich Männergesundheit. Dies beinhaltet unter anderem die Untersuchung und Therapie von Hormonmangelerkrankungen wie dem Testosteronmangelsyndrom (siehe Seite 49). Außerdem befassen sich diese Fachärztinnen und -ärzte mit Themen wie verspätete Pubertät, Abklärung und Therapie bei Entwicklungsstörungen sowie Fruchtbarkeitsstörungen. Insgesamt gehören dazu:

- **Sexuelle Funktionsstörungen:** Ein wesentlicher Teil liegt in der Diagnose und Behandlung von sexuellen Funktionsstörungen, wie Erektionsstörungen, vorzeitige Ejakulation und Libidoverlust.
- **Fertilität:** Die Andrologie spielt eine zentrale Rolle in der Abklärung und Behandlung von Fruchtbarkeitsstörungen.
- **Männergesundheit:** In der andrologischen Facharztpraxis werden auch Probleme wie Harnwegsinfektionen, Prostatabeschwerden und andere urologische Erkrankungen behandelt. Daher ist wegen des fachübergreifenden Bereichs die Kombination aus Urologie und Andrologie sinnvoll.
- **Altersspezifische Gesundheitsberatung:** In verschiedenen Lebensphasen wird individuelle Beratung zu Themen wie Pubertät, Sexualität im Erwachsenenalter und altersbedingten gesundheitlichen Veränderungen angeboten.

46 Was bedeutet urologische Vorsorge? Wird dabei nur meine Prostata gecheckt?

Die Bedeutung der urologischen Vorsorge geht über die alleinige Prostatauntersuchung hinaus. In diesem Abschnitt erfährst du, warum regelmäßige urologische Vorsorgeuntersuchungen wichtig sind, welche Aspekte sie abdecken und wie du aktiv zur Erhaltung deiner urologischen Gesundheit beitragen kannst. Die urologische Vorsorge umfasst folgende Themen beziehungsweise Untersuchungen:

- **Prostatauntersuchung:** Die Überprüfung der Prostata ist ein wichtiger Bestandteil der urologischen Vorsorge. Ein erfahrener Urologe oder eine erfahrene Urologin wird verschiedene Methoden nutzen, wie die digitale rektale Untersuchung (DRU), den PSA-Test und Sonografie, um mögliche Erkrankungen frühzeitig zu erkennen.
- **Vorsorge des Harntrakts:** Die urologische Vorsorge umfasst neben der obligaten Urin-Untersuchung auch eine gründliche Untersuchung des Harntrakts mit Ultraschall.
- **Sexuelle Gesundheit:** Die Funktion der Geschlechtsorgane wird ebenfalls in die Vorsorge einbezogen. Dies beinhaltet die Überprüfung auf sexuell übertragbare Infektionen sowie die Beratung zu sexueller Funktionsfähigkeit und Libido.
- **Allgemeine Gesundheitschecks:** Betrachtet wird auch der allgemeine Gesundheitszustand, um mögliche Verbindungen zu anderen medizinischen Bedingungen frühzeitig zu erkennen. Blutdruckmessung, Blutuntersuchungen und die Beurteilung des Lebensstils können in diesem Kontext eine Rolle spielen.
- **Beratung und Prävention:** Urologen und Urologinnen bieten nicht nur Untersuchungen an, sondern auch individuelle Beratung zu Lebensstilfaktoren, wie Ernährung, Bewegung und Stressmanagement. Präventive Maßnahmen werden diskutiert, um das Risiko urologischer Erkrankungen zu minimieren.

Urologische Vorsorgeuntersuchungen und Lebensalter

Ab dem Alter von etwa 45 Jahren werden regelmäßige urologische Untersuchungen, insbesondere die Untersuchung der Prostata, empfohlen. Bei Männern mit familiärem Prostatakarzinom sind Vorsorgeuntersuchungen bereits ab dem 40. Lebensjahr ratsam, da Prostatakrebs auch im jüngeren Alter auftreten kann.

Die Tastuntersuchung der Prostata oder auch eine digitale rektale Untersuchung (DRU) sind sinnvoll, um die Gewebebeschaffenheit und Ober-

▶

fläche der Prostata abzutasten. Allerdings ist die Aussagekraft im Hinblick auf die Früherkennung begrenzt: Nur circa 30 Prozent der Prostatakarzinome werden rechtzeitig über die Tastuntersuchung erkannt.

Ein Bluttest namens PSA-Test (Prostata-spezifisches Antigen, siehe Seite 108) ermöglicht die frühzeitige Erkennung von Prostatakrebs, da dieser Wert bei 80 Prozent der Patienten mit Prostatakarzinom erhöht ist. Regelmäßige Untersuchungen über die Jahre können eine Tendenz zeigen, die somit auch frühzeitig auf eine Veränderung der Prostata hinweisen kann. Allerdings gilt es zu bedenken, dass Entzündungen in der Prostata, Fahrradfahren oder Ejakulation in den letzten 48 Stunden vor Blutabnahme das Ergebnis dieses Tests verändern können. Es gilt: Nicht jeder Patient mit erhöhtem PSA-Wert hat Prostatakrebs, aber ein erhöhter Wert kann darauf hinweisen und sollte unbedingt vom Urologen oder der Urologin weiter abgeklärt werden.

Zu beachten sind individuelle Risikofaktoren: Für Männer mit familiärer Vorgeschichte von urologischen Erkrankungen, insbesondere Prostatakrebs, ist es ratsam, früher mit Vorsorgeuntersuchungen zu beginnen. Personen mit bestimmten Risikofaktoren, wie zum Beispiel afrikanisch-amerikanische Männer, die möglicherweise ein höheres Risiko für Prostatakrebs haben, sollten ebenfalls frühzeitig zur regelmäßigen Prostatakrebs-Vorsorgeuntersuchung gehen.

Es sind in der Regel bestimmte Zeitintervalle der urologischen Vorsorge zu beachten: Aufgrund der Ausgangsbefunde werden regelmäßige Vorsorgeintervalle empfohlen. Diese können bei Risikogruppen jährlich erforderlich sein und sich bei nicht symptomatischen Männern mit unauffälligem Ausgangsbefund im Bereich von zwei bis drei Jahren bewegen.

Wichtig: Diese Altersangaben stellen allgemeine Empfehlungen dar und individuelle Unterschiede müssen dabei berücksichtigt werden.

47 Wie oft sollte die Prostata überprüft werden?

Die Häufigkeit der Prostatauntersuchungen hängt von verschiedenen Faktoren ab, darunter das Alter, familiäre Vorgeschichte und individuelle Risikofaktoren. Im Allgemeinen empfehlen viele Ärzte, dass Männer ab dem Alter von 45 Jahren regelmäßig ihre Prostata überprüfen lassen sollten. Die genaue Häufigkeit wird jedoch individuell festgelegt.

Die Prostatauntersuchung beinhaltet folgende Untersuchungen:

Digitale rektale Untersuchung (DRU): Wie in der Abbilung zu sehen, tastet deine Urologin oder dein Urologe die Prostata manuell vom Enddarm aus ab, um Größe, Textur und eventuelle Unregelmäßigkeiten zu überprüfen. Obwohl dies für einige Männer unangenehm ist, ist die DRU eine sinnvolle und wenig aufwendige Methode zur Früherkennung von Prostatakrankheiten. Allerdings ist der Nutzen der Untersuchung begrenzt, die Wahrscheinlichkeit, ein Prostatakarzinom mit der Tastuntersuchung rechtzeitig zu erkennen, liegt nur bei 30 Prozent. Deshalb sind ergänzende Untersuchungen sinnvoll.

Prostata-spezifisches Antigen (PSA): Der PSA-Wert im Blut wird gemessen. Ein erhöhter PSA-Wert kann auf verschiedene Prostatazustände, einschließlich Prostatakrebs, hinweisen. Ein erhöhter PSA-Wert weist jedoch nicht zwangsläufig auf Krebs hin, sondern kann auch auf gutartige Zustände oder Entzündungen der Prostata zurückzuführen sein.

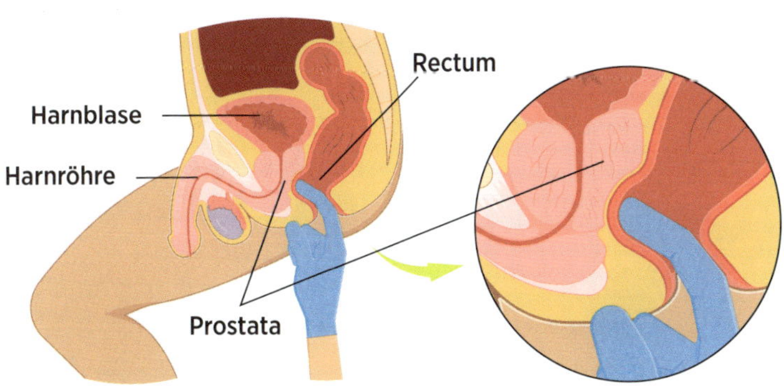

Dein Urologe oder deine Urologin tastet die Prostata mit dem Zeigefinger vom After aus ab, um so frühzeitig Prostataerkrankungen festzustellen.

Transrektaler Ultraschall (TRUS): Zehn Prozent der Patienten mit Prostatakrebs haben einen normalen PSA-Wert, deshalb sind die Blutuntersuchung alleine oder ausschließlich die Tastuntersuchung nicht immer ausreichend, um ein Prostatakarzinom rechtzeitig zu erkennen. Über die transrektale Ultraschalluntersuchung können Volumen und Struktur der Prostata, aber auch Größenzunahme und Strukturveränderung besser beurteilt werden. Diese Untersuchung kann zusätzlich zur Basis-Vorsorgeuntersuchung im Abstand von ein bis zwei Jahren sinnvoll sein.

48 Was ist in Bezug auf den PSA-Test wichtig zu wissen?

Die Abkürzung PSA steht für Prostata-spezifisches Antigen. Beim PSA-Test wird im Blut die Konzentration einer bestimmten Eiweißkette (Glykoproteine) gemessen, welche innerhalb der Prostatazelle, und nur dort, produziert wird. Die Einheit hierfür ist Nanogramm pro Milliliter (ng/ml). Bei jeder Schädigung der Zellwand, sei es durch Entzündung, erhöhten Druck oder gar eine Krebserkrankung, tritt dieses Eiweiß aus der Zelle und wird in erhöhter Konzentration im Blut nachgewiesen. Der PSA-Wert gibt also an, wie viel Prostata-spezifisches Antigen im Blut vorhanden ist. Ein Anstieg des PSA-Werts kann auf verschiedene Zustände hindeuten:

- **Prostatitis:** Entzündungen der Prostata können zu einem Anstieg des PSA-Werts führen.
- **Benigne Prostatahyperplasie (BPH):** Eine gutartige Vergrößerung der Prostata kann ebenfalls mit einem erhöhten PSA-Wert einhergehen.
- **Prostatakrebs:** Ein signifikanter Anstieg des PSA-Werts kann auf das Vorhandensein von Prostatakrebs hinweisen.

Ist ein PSA-Test geplant, sollte in den letzten 48 Stunden vor dem Besuch beim Urologen auf Fahrradfahren und sexuelle Aktivität verzichtet werden, da durch den Druck auf die Prostata sonst fehlerhaft erhöhte Werte nachgewiesen werden können. Außerdem sollte die Blutabnahme immer vor der ärztlichen Tastuntersuchung der Prostata erfolgen, da selbst in sehr kurzer Zeit ein Anstieg des PSA-Werts resultiert.

In Bezug auf die Zeitintervalle für den PSA-Test gilt: Bei familiärem Prostatakrebs ist eine jährliche PSA-Kontrolle ab dem 45. Lebensjahr zu empfehlen. Ansonsten hängt die Häufigkeit der Kontrolle von der Höhe des Ausgangs-PSA-Werts ab:

PSA-Wert	Häufigkeit der Untersuchung
< 1 ng/ml	alle 4 Jahre
1–2 ng/ml	alle 2 Jahre
> 2 ng/ml	jedes Jahr
> 3,5 ng/ml oder ein Anstieg von mehr als 0,6 ng/ml pro Jahr	erweiterte urologische Abklärung der Prostata empfohlen

Es gibt Argumente, die für die Durchführung eines PSA-Tests sprechen:

- **Früherkennung von Prostatakrebs:** Ein PSA-Test kann dazu beitragen, Prostatakrebs frühzeitig zu erkennen, wenn er noch auf die Prostata beschränkt ist. Nur eine frühe Diagnose ermöglicht oft effektivere Behandlungsmöglichkeiten.
- **Überwachung von Hochrisikopatienten:** Bei Männern mit einem erhöhten genetischen Risiko für Prostatakrebs oder anderen Risikofaktoren kann ein PSA-Test dazu beitragen, die Krankheit frühzeitig zu erkennen.
- **Individuelle Entscheidungen:** Ein PSA-Test kann bei der individuellen Entscheidungsfindung helfen. Manche Männer möchten regelmäßige Tests als Teil ihrer Gesundheitsvorsorge durchführen lassen.

Aber auch Argumente gegen einen solchen Test:

- **Falsch positive Ergebnisse:** PSA-Tests können falsch positive Ergebnisse liefern, was bedeutet, dass der Test einen erhöhten PSA-

Wert anzeigen kann, obwohl kein Krebs vorhanden ist. Falsch positive Ergebnisse können zu unnötigen Angstzuständen und invasiven Folgetests führen.

- **Falsch negative Ergebnisse:** Ein negativer PSA-Test schließt das Vorhandensein von Prostatakrebs nicht aus. Einige Tumoren können mit einem normalen PSA-Wert einhergehen; der Test »erkennt« also möglicherweise nicht alle Krebsarten.
- **Überdiagnose und Überbehandlung:** Die Entdeckung von kleinen, langsam wachsenden Tumoren durch den PSA-Test kann zu Überdiagnose und Überbehandlung – also einer eigentlich unnötigen Therapie – führen, da nicht jeder Prostatakrebs behandlungsbedürftig ist.
- **Nebenwirkungen von Behandlungen:** Die Behandlung von Prostatakrebs kann Nebenwirkungen, wie Impotenz und Harninkontinenz, verursachen. Eine unnötige Behandlung aufgrund von Überdiagnose kann diese Risiken erhöhen.

49 Was kann ich tun, um einer Prostatavergrößerung oder Prostatakrebs vorzubeugen?

Bei der Prostatavorsorge geht es um die Früherkennung, das heißt, dass eine gutartige Vergrößerung oder gar eine Veränderung der Prostata im Sinne einer Prostatakrebs-Erkrankung rechtzeitig erkannt werden können. Das bedeutet aber nicht, dass sich mithilfe der Vorsorgeuntersuchungen eine Vergrößerung der Prostata verhindern lässt.

Dennoch gibt es präventive Maßnahmen: Ein gesunder Lebensstil mit bioaktiven Pflanzenstoffen in der Ernährung und ausreichender, regelmäßiger Bewegung kann dazu beitragen, das Risiko von Prostataerkrankungen, wie gutartige Vergrößerung oder Prostatakrebs, zu verringern und die allgemeine Prostatagesundheit zu fördern.

Es gab eine Zeit, da wurden bioaktive Pflanzenstoffe wie Kürbiskerne als »Vogelfutter« belächelt und man glaubte nicht an eine biologische Wirkung im Hinblick auf die gutartige Prostatavergrößerung. Heute weiß man, dass der Kürbis ein Pflanzenöstrogen enthält, das dem körpereigenen biologischen Östrogen (E2) sehr ähnlich ist. Da dieses für die Stimulation des Prostatawachstums von essenzieller Bedeutung ist, ist der Mechanismus durch ein Pflanzenöstrogen, welches den Zellrezeptor blockiert, ein Weg, um die Wachstumsstimulation der Prostata zu blockieren. Es ergibt also durchaus Sinn, sich mit den verschiedenen Pflanzenbausteinen, die die Prostatagesundheit beeinflussen können, genauer auseinanderzusetzen.

Untersucht wurde auch der Einfluss von Granatapfelextrakt, von Chilischote oder dem roten Farbstoff der Tomate (Lycopin) auf Prostatakrebs-Erkrankungen. In großen Migrationsstudien konnte gezeigt werden, dass die Ernährung einen entscheidenden Einfluss auf die Entstehung von Prostatakrebs haben kann und dass deshalb eine Ernährung reich an bioaktiven Pflanzenstoffen durchaus geeignet sein kann, das Prostatakrebsrisiko zu senken. In Migrationsstudien werden Bevölkerungsgruppen untersucht, die in andere Länder beziehungsweise Erdteile ausgewandert sind.

Hier sind einige Maßnahmen genannt, die in Bezug auf die Prostatavorsorge unterstützend wirken können:

Regelmäßige Untersuchungen: Durch regelmäßige Besuche in der urologischen Praxis können potenzielle Probleme frühzeitig erkannt und behandelt werden. Dies umfasst die digitale rektale Untersuchung (DRU) und den Prostata-spezifischen Antigen-Test (PSA-Test).

Gesunde Ernährung mit bioaktiven Pflanzenstoffen: Es gibt zu zahlreichen bioaktiven Pflanzenstoffen Studiendaten, die eine Risikoreduktion für Prostatakrebs nahelegen. Während der Verzehr von tierischem Eiweiß und Fett das Prostatakrebsrisiko erhöht, scheint eine fettarme, eher vegetarisch ausgerichtete Kost es zu reduzieren. Als wichtige Pflanzenbausteine zählen unter anderem: Granatapfel (Polyphenole), Tofu (Soja), Tomatensauce (Lycopin), Chilischoten (Capsaicin) sowie Kurkuma (Kurkumin) mit schwarzem Pfeffer (Bioperine). Tipps zur Nahrungsergänzung findest du auf Seite 240.

Bewegung und körperliche Aktivität: Regelmäßige körperliche Aktivität trägt nicht nur zur allgemeinen Gesundheit bei, sondern kann auch das Risiko für Prostatabeschwerden reduzieren. Körperliche Aktivität kann auch helfen, das Gewicht zu kontrollieren, was wiederum einen positiven Einfluss auf die Prostata haben kann.

Gewichtsmanagement: Übergewicht kann das Risiko einer vergrößerten Prostata erhöhen. Durch ein Bewusstsein für das eigenen Körpergewicht kann das Risiko reduziert werden.
Hydratation: Ausreichende Flüssigkeitszufuhr ist wichtig für die allgemeine Gesundheit und kann auch die Funktion der Prostata unterstützen.

Es ist wichtig zu beachten, dass bestimmte Faktoren, wie genetische Veranlagung und das Alter, nicht vollständig beeinflusst werden können. Einige Männer entwickeln im Laufe ihres Lebens eine gutartige Prostatahyperplasie (BPH), die zu einer vergrößerten Prostata führen kann. Dennoch können präventive Maßnahmen und eine regelmäßige Prostatavorsorge dazu beitragen, das Risiko zu minimieren und die allgemeine Gesundheit zu fördern. Es wird empfohlen, individuelle Gesundheitsfragen in der urologischen Praxis zu besprechen, um eine maßgeschneiderte Vorsorgestrategie zu entwickeln, die auf persönlichen Risikofaktoren basiert.

Ernährung und Prostatakrebs

Insbesondere bei familiärem Prostatakrebs empfehle ich dringend, sich mit einer antioxidativen Prostatadiät auseinanderzusetzen, um das persönliche Risiko zu senken. Betroffene sollten nicht nur jährlich ihren PSA-Wert messen lassen und damit wie ein Kaninchen auf die Schlange starren, sondern selbst aktiv ihr Krebsrisiko durch eine bewusste Lebensweise senken. Insgesamt gilt: Die Prävention beginnt im Jugendalter, das heißt, es ist nie zu früh, damit anzufangen!

FRÜHERKENNUNG VON KREBS

Auch wenn der Gedanke an Krebserkrankungen beunruhigend sein kann, ist es wichtig zu wissen, dass Urologinnen und Urologen eine entscheidende Rolle in der Früherkennung, Diagnose und Behandlung verschiedener Krebsarten in diesem Bereich spielen. Ein ganzheitlicher Ansatz, der auf präventiven Maßnahmen und individueller Betreuung basiert, ist dabei von zentraler Bedeutung. In diesem Kapitel widmen wir uns der Vorsorge von Prostata-, Hoden-, Penis-, Blasen- und Brustkrebs.

50 Kann es familiäre Vorbelastung durch Vererbung geben?

Für viele der oben genannten Krebsarten kann eine familiäre Vorbelastung das Risiko einer Person für die Entwicklung dieser Krebserkrankungen erhöhen. Für die im Folgenden genannten Krebserkrankungen ist ein erhöhtes Risiko beschrieben, wenn nahe Verwandte bereits an dem Tumor erkrankt sind.

Prostatakrebs

Die Genetik spielt bei Prostatakrebs eine große Rolle. Eine familiäre Belastung mit Prostatakrebs bedeutet, dass für Angehörige, je nach Verwandtschaftsgrad, ein zum Teil deutlich höheres Risiko vorliegt, selbst zu erkranken. Deshalb sollten Vorsorge und regelmäßige Untersuchungsintervalle dringend beachtet werden. Ist ein Angehöriger ersten Grades erkrankt, zum Beispiel der Vater oder der Bruder, verdoppelt sich dadurch das eigene Risiko. Aber auch eine Brustkrebserkrankung der Mutter erhöhen die Wahrscheinlichkeit einer Krebserkrankung.

Blasenkrebs

Eine genetische Veranlagung kann das Risiko für Blasenkrebs beeinflussen. Personen mit einer familiären Vorgeschichte von Blasenkrebs haben möglicherweise ein erhöhtes Risiko, selbst daran zu erkranken. Wichtiger als genetische Ursachen sind aber Risikofaktoren wie Rauchen oder berufliche Exposition, zum Beispiel der Umgang mit Lacken oder Lösungsmitteln.

Nierenkrebs

Einige Formen von Nierenkrebs können genetisch bedingt sein. Bestimmte genetische Syndrome, wie das Von-Hippel-Lindau-Syndrom oder das hereditäre papilläre Nierenzellkarzinom, erhöhen das Risiko für Nierenkrebs.

Hodenkrebs

Es gibt Hinweise darauf, dass familiäre Faktoren das Risiko für Hodenkrebs beeinflussen können. Männer, deren Brüder oder Väter Hodenkrebs hatten, könnten möglicherweise ein höheres Risiko haben.

Peniskrebs

Ein familiärer Zusammenhang ist bei Patienten mit Peniskrebs weniger häufig. Dennoch könnten genetische Faktoren und bestimmte genetische Syndrome das Risiko beeinflussen.

Brustkrebs

Eine familiäre Vorbelastung, insbesondere das Vorhandensein von Brustkrebs in der Familie (bei Mutter, Schwestern oder Töchtern), kann das Risiko für männlichen Brustkrebs erhöhen.

Familiäre Vorbelastung

Es ist wichtig zu betonen, dass eine familiäre Vorbelastung nicht zwangsläufig eine eigene Krebserkrankung bedeutet. Sie erhöht zwar das Risiko, aber vor allem Umweltfaktoren und individuelle Gesundheitsgewohnheiten spielen ebenfalls eine Rolle. Dabei sollte man im Sprechstunde ehrlich sein, da dies bei der Einschätzung des individuellen Krebsrisikos und der Entwicklung eines geeigneten Vorsorgeplans eine Rolle spielen kann. In einigen Fällen kann eine genetische Beratung in Erwägung gezogen werden, um das individuelle Risiko besser zu verstehen.

51 Kann ich herausfinden, wie groß mein Krebsrisiko ist?

Es ist wichtig zu beachten, dass die Angabe von Krebsrisiken auf statistischen Durchschnittswerten basiert und individuelle Risiken stark von einer Vielzahl von Faktoren abhängen, darunter genetische Veranlagung, Lebensstil, familiäre Vorgeschichte und Umweltfaktoren. Die folgenden Informationen basieren auf allgemeinen statistischen Daten und können nur als grobe Orientierung dienen. Sie berücksichtigen das Durchschnittsrisiko für Männer in Deutschland je nach Altersgruppe.

Prostatakrebs: Das Risiko steigt mit dem Alter. Männer über 50 Jahre haben ein erhöhtes Risiko. Durchschnittlich betrachtet wird bei etwa einem von acht Männern im Laufe des Lebens Prostatakrebs diagnostiziert. Die Fünf-Jahres-Überlebensrate liegt im Durchschnitt bei über 90 Prozent.

Hodenkrebs: Er tritt hauptsächlich bei jungen Männern auf, das Risiko ist in dieser Altersgruppe am höchsten. Das durchschnittliche Alter bei Erstdiagnose liegt oft zwischen 20 und 40 Jahren, wobei die meisten Fälle in den 30ern diagnostiziert werden. Das durchschnittliche Lebenszeitrisiko für Hodenkrebs beträgt etwa einer zu 263 Männern. Die Fünf-Jahres-Überlebensrate liegt im Durchschnitt bei etwa 95 Prozent.

Peniskrebs: Diese Krebsart ist vergleichsweise selten und das durchschnittliche Lebenszeitrisiko ist niedrig. Die Inzidenz von Peniskrebs ist bei älteren Männern höher; der Tumor tritt im Durchschnitt am häufigsten bei 50- bis 70-Jährigen erstmals auf. Die Fünf-Jahres-Überlebensrate liegt im Durchschnitt bei etwa 50 bis 80 Prozent.

Blasenkrebs: Blasenkrebs tritt häufiger im fortgeschrittenen Alter auf, dabei haben Männer ein höheres Risiko zu erkranken als Frauen. Der Krebs wird meist in einem Alter zwischen 65 und 84 Jahren diagnostiziert. Das durchschnittliche Lebenszeitrisiko für Blasenkrebs beträgt etwa eine zu 27 Personen. Die Fünf-Jahres-Überlebensrate variiert zwischen etwa 70 und 90 Prozent.

Brustkrebs: Männlicher Brustkrebs ist selten, wobei das Risiko mit dem Alter steigt. Dieser Tumor wird im Durchschnitt meist in einem Alter zwischen 60 und 70 Jahren diagnostiziert. Das durchschnittliche Lebenszeitrisiko für Brustkrebs bei Männern liegt bei etwa 1 zu 833. Die Fünf-Jahres-Überlebensrate liegt bei etwa 80 bis 90 Prozent.

52 Was sind die Anzeichen für die verschiedenen Krebsarten?

Erste Anzeichen sind wichtige Indikatoren in der Krebsvorsorge. Jedoch müssen die folgenden Anzeichen und Symptome nicht zwangsläufig auf Krebs hinweisen. Viele dieser Symptome können auch andere Ursachen haben.

Folgende Symptome können auch auf Prostatakrebs hindeuten:

- Schmerzhafter und häufiger Harndrang, insbesondere nachts
- Schwierigkeiten beim Wasserlassen, wie etwa schwacher oder unterbrochener Harnstrahl
- Schmerzen oder Beschwerden beim Wasserlassen
- Blut im Urin oder Ejakulat
- Knochenschmerzen, wie Rückenschmerzen, Beckenschmerzen

Folgende Symptome können ein Hinweis auf Blasenkrebs sein:

- Blut im Urin
- Häufiger Harndrang
- Schmerzen oder Brennen beim Wasserlassen
- Rückenschmerzen oder Schmerzen in der Blasengegend
- Wiederkehrende Harnwegsinfektionen

Folgende Symptome können Anzeichen für Nierenkrebs sein:

- Blut im Urin
- Flankenschmerzen oder Schmerzen im Bereich der Nieren
- Tumor oder Schwellung im Bauchbereich
- Gewichtsverlust ohne ersichtlichen Grund
- Anhaltende Müdigkeit

Folgende Symptome können auf Hodenkrebs hinweisen:

- Schwellung oder Verhärtung eines Hodens
- Schmerz oder Druckgefühl im Hoden oder im Bauchbereich
- Unregelmäßigkeiten oder Veränderungen in der Hodenform
- Flüssigkeitsansammlung im Hodensack
- Schmerzen oder Unbehagen im unteren Bauchbereich oder im Leistenbereich

Folgende Symptome können bei Peniskrebs auftreten:

- Veränderungen am Penis wie Rötung, Verdickung oder Ulzeration
- Knoten oder Geschwüre auf der Penisoberfläche
- Schmerzen oder Beschwerden im betroffenen Bereich

Folgende Symptome können beim Mann Anzeichen für Brustkrebs sein:

- Knoten oder Verdickungen in der Brust oder unter der Brustwarze
- Veränderungen der Brustwarze wie Einziehen oder Rötung
- Hautveränderungen wie Rötung oder Schuppung der Brusthaut
- Austritt von Flüssigkeit aus der Brustwarze
- Schmerzen oder Unbehagen in der Brust

53 Wie verlaufen die Früherkennungsuntersuchungen von urologischen Tumorerkrankungen?

Die Früherkennung von Prostatakrebs umfasst die digitale rektale Untersuchung und den Prostata-spezifischen Antigen Test (beides wurde auf Seite 108 besprochen). Regelmäßige Untersuchungen ermöglichen eine rechtzeitige Diagnose und die Entwicklung eines angemessenen Behandlungsplans.

Symptome wie Blut im Urin können auf Blasenkrebs hinweisen. Diagnostische Maßnahmen, darunter zystoskopische Untersuchungen (Blasenspiegelung), sind Teil der urologischen Abklärung, um mögliche Veränderungen in der Blase zu identifizieren. Darüber hinaus werden Schnelltests aus dem Urin angeboten, um Tumorzellen nachzuweisen. Diese Tests sind nicht immer ausreichend sicher, erlauben aber eine schnelle erste Einschätzung.

Bildgebende Verfahren, wie Ultraschalluntersuchungen oder Computertomografie (CT), helfen bei der Früherkennung von Nierenkrebs. Dies ermöglicht die Beurteilung von Tumoren oder Veränderungen in den Nieren.

Regelmäßige urologische Untersuchungen, einschließlich einer Tastuntersuchung der Hoden, können dazu beitragen, Hodenkrebs frühzeitig zu erkennen. Bildgebende Verfahren, wie Ultraschalluntersuchungen, können ebenfalls verwendet werden.

Peniskrebs, eine eher seltene urologische Krebserkrankung, tritt meist bei nicht beschnittenen Männern mit chronischer Entzündung der Eichel im höheren Lebensalter auf. Dieser Tumor kann aber auch bei jüngeren Männern, unter Umständen nach einer HPV-Infektion, entstehen. Eine schnelle Abklärung beim Urologen oder bei der Urologin ist zwingend erforderlich, da eine frühzeitige Diagnose und Behandlung entscheidend sind.

Für Brustkrebs beim Mann gilt: Bei auffälligen Befunden bei der regelmäßigen Selbstuntersuchung, wie Knoten in der Brust, sollte ein Arzt oder eine Ärztin konsultiert werden. Es können bildgebende Verfahren, wie Mammografie oder Ultraschalluntersuchung, empfohlen und gegebenenfalls eine Biopsie durchgeführt werden.

Es ist wichtig zu betonen, dass Veränderungen in Hoden, Penis oder Brust nicht zwangsläufig auf Krebs hinweisen, aber eine rechtzeitige ärztliche Untersuchung entscheidend ist, um die Ursache festzustellen und gegebenenfalls eine Behandlung zu beginnen.

54 Gibt es Möglichkeiten, das Risiko für Krebserkrankungen zu reduzieren?

Es gibt verschiedene Möglichkeiten, das Risiko für Krebserkrankungen zu reduzieren. Ein gesunder Lebensstil und andere präventive Maßnahmen können dazu beitragen, das Krebsrisiko zu minimieren. Im Folgenden sind einige allgemeine Empfehlungen beschrieben.

- **Gesunde Ernährung:**
  - Verzehr von bioaktiven Pflanzenstoffen, Obst, Gemüse, Vollkornprodukten und mageres Eiweiß
  - Reduktion des Verzehrs von rotem Fleisch und tierischem Fett
  - Tomatenprodukte, die das Antioxidans Lycopin enthalten, werden mit einem verringerten Risiko in Verbindung gebracht.
  - Granatapfel: Verschiedene Studien zeigen eine Risikoreduktion bei regelmäßigem Verzehr.
  - Kurkuma mit Schwarzpfeffer: Diese Verbindung erhöht den Kurkumin-Effekt um den Faktor 20. Experimentelle Studien zeigen einen Einfluss auf Prostatakrebszellen.
  - Chilischote: Capsaicin, das der Schote seine Schärfe verleiht, hat ebenfalls einen günstigen Einfluss auf die Risikoreduktion für Prostatakrebs.
  - Resveratrol: Der rote Farbstoff in Rotwein oder Traubensaft trägt ebenfalls zur Risikoreduktion bei.
  - Soja und Tofu: Die darin enthaltenen Isoflavone haben einen günstigen Einfluss und führen neben einer cholesterinfreien Ernährung zu einer Risikoreduktion für Prostatakrebs. Sie eignen sich besonders als Alternative für Fleischprodukte.
- **Körperliche Aktivität:** Regelmäßige körperliche Aktivität fördert die allgemeine Gesundheit und kann das Krebsrisiko reduzieren. Empfehlenswert sind mindestens dreimal die Woche jeweils 30 Minuten Kraft- und 30 Minuten Ausdauertraining.

- **Nicht rauchen:** Rauchen ist ein bedeutender Risikofaktor für viele Krebsarten, einschließlich Lungenkrebs. Wichtig ist es, nicht zu rauchen und eine Passivrauchexposition zu vermeiden.
- **Vermeidung von Alkoholmissbrauch:** Übermäßiger Alkoholkonsum erhöht das Risiko für bestimmte Krebsarten, einschließlich Brustkrebs und Leberkrebs. Begrenzung des Alkoholkonsums.
- **Gewichtsmanagement:** Ein gesundes Körpergewicht aufrechterhalten, da Übergewicht ein Risikofaktor für verschiedene Krebsarten sein kann. Gesunde Ernährung und regelmäßige körperliche Aktivität unterstützen das Gewichtsmanagement.
- **Krebsvorsorgeuntersuchungen:**
    - Regelmäßige Vorsorgeuntersuchungen und Krebsvorsorgeuntersuchungen können dazu beitragen, Krebserkrankungen frühzeitig zu erkennen.
    - Befolgen von Empfehlungen für Altersgruppen und Risikofaktoren.
    - Regelmäßige Selbstuntersuchungen von Hoden, Brust oder Penis können helfen, Veränderungen frühzeitig zu erkennen.
    - Vermeidung von Phimose: Eine Behandlung von Vorhautverengungen kann das Peniskrebsrisiko verringern.
- **Schutz vor sexuell übertragbaren Krankheiten:** Schutzimpfungen, wie gegen HPV (Humanes Papillomavirus), können das Risiko für bestimmte Krebsarten reduzieren (siehe Seite 232). Auch der Einsatz von Kondomen kann das Risiko von HPV- und anderen Infektionen senken.
- **Gesunde Lebensgewohnheiten:** Stressmanagement und ausreichender Schlaf tragen zur allgemeinen Gesundheit bei und können das Krebsrisiko beeinflussen. Zur Vermeidung von Hodentraumata sind die Hoden und übrigen Geschlechtsorgane vor Verletzungen oder Traumata zu schützen.
- **Berufliche Exposition:** Vorsichtsmaßnahmen am Arbeitsplatz ergreifen, um den Kontakt mit Karzinogenen zu minimieren (zum Beispiel Lacke und Lösungsmittel).

Diese Maßnahmen sind keine absolute Garantie gegen Krebs, aber sie können dazu beitragen, das Risiko zu minimieren. Individuelle Faktoren, wie genetische Veranlagung, spielen ebenfalls eine Rolle. Bei Unsicherheiten oder individuellen Risikofaktoren ist eine urologische Beratung empfehlenswert.

Diese Kosten übernimmt die Krankenkasse

In Deutschland übernehmen sowohl die gesetzliche als auch die private Krankenversicherung in der Regel die Kosten für bestimmte urologische und andrologische Vorsorgeuntersuchungen. Im Rahmen der gesetzlichen Krankenversicherung ist lediglich eine Tastuntersuchung der Prostata beinhaltet. Bei Facharztverträgen mit bestimmten Krankenkassen ist eine PSA-Untersuchung im Abstand von ein bis mehreren Jahren ebenfalls mit abgedeckt. Die Ultraschalluntersuchung der Prostata ist für gesetzlich Versicherte eine Selbstzahler-Leistung. Für Privatpatienten werden die Kosten für die oben genannten Vorsorgeuntersuchungen übernommen.

5

LEBENSSTIL

WIE SPORT, ERNÄHRUNG UND CO DEINE GESUNDHEIT PRÄGEN

In unserem Streben nach einem erfüllten und gesunden Leben stehen Fitness und Lebensqualität im Mittelpunkt. Das Menfit-Konzept bietet eine strukturierte Herangehensweise, um diese Ziele zu erreichen. Es beruht auf den vier Säulen der Männergesundheit: Prävention, gesunde Ernährung, sportliche und sexuelle Aktivität. Doch während wir uns bemühen, ein möglichst aktives Leben zu führen, so ist der Alterungsprozess dennoch unausweichlich.

DIE VIER SÄULEN DER MÄNNERGESUNDHEIT

Fitness und eine gute Lebensqualität sind zwei bedeutende Aspekte einer modernen Gesellschaft. Eine ausgeglichene Life-Work-Balance anzustreben ist wichtig, denn wir arbeiten, um zu leben, und leben nicht, um zu arbeiten! Jung zu bleiben und den Alterungsprozess zu verlangsamen, sind die Ziele, für die man beizeiten etwas tun sollte, wenn man sein Leben möglichst lange gesund genießen möchte. Um die richtigen Voraussetzungen dafür zu schaffen, habe ich 2005 das Menfit-Konzept entwickelt (siehe Anhang, Seite 240). Nach diesem Modell ruht das Dach der Männergesundheit auf vier tragenden Säulen: Prävention, gesunde Ernährung, sportliche und sexuelle Aktivität.

Ich werde zunächst das Phänomen des Älterwerdens erklären und dann Möglichkeiten aufzeigen, wie wir unsere Fitness, Leistungsfähigkeit und Gesundheit möglichst lange erhalten können.

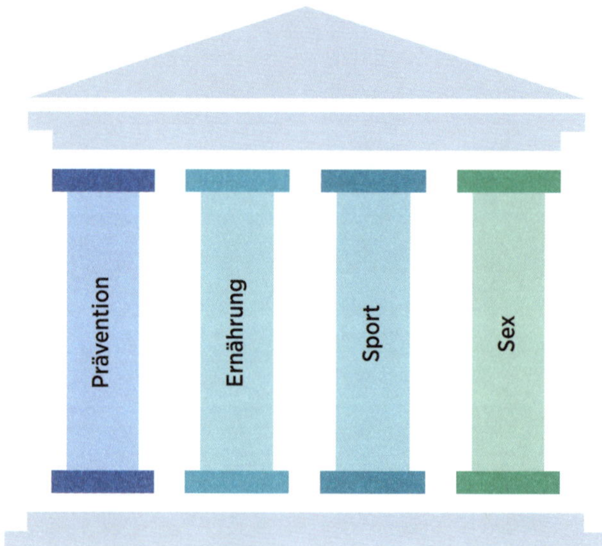

Wie auch im Menfit-Konzept basieren gesundes Altern und anhaltende Vitalität auf vier Säulen, die einen gesunden Lebensstil ergeben.

Altern ist eine zeitbedingte Veränderung von Körperstruktur und Funktion. Zwei elementare Faktoren prägen dabei älter werdende Menschen: die Reduktion der Leistungsfähigkeit und eine veränderte Anpassungsfähigkeit. Die »40« ist die »magische« Zahl im Leben eines Mannes. Zahlreiche Untersuchungen belegen, dass der Alterungsprozess beim Mann aber bereits mit dem 35. Lebensjahr beginnt. Altern bringt eine langsame Verringerung der funktionellen Kapazität fast aller Organsysteme mit sich. Als Faustregel gilt ein Verlust der funktionellen Kapazität von 10 bis 15 Prozent pro Dekade. Auch beim gesunden Mann kommt es zu einem allmählichen Abfall der Androgene (insbesondere des Testosterons).

Allerdings belegen zahlreiche Untersuchungen, dass regelmäßige sportliche Aktivität die beste Grundlage dafür ist, gesund älter zu werden und seine Leistungsfähigkeit möglichst lange zu erhalten. Durch konstantes Training ist es durchaus realistisch, selbst in höherem Alter (mit 65+) die kardiopulmonale Leistungsfähigkeit eines 20 bis 30 Jahre jüngeren Mannes zu bewahren. Dabei lässt zwar die Schnellkraft nach, aber die Ausdauer bleibt bei regelmäßigem Training erhalten. Ein gutes Beispiel hierfür ist John Glenn, Astronaut der NASA, der im Alter von über 70 Jahren noch einmal an einer Weltraummission teilnahm und dabei die gleichen Voraussetzungen erfüllte wie seine jüngeren Kollegen. Selbst ein Trainingsbeginn in höherem Alter bringt, bei bis dahin Untrainierten, noch immer eine Steigerung der Lebensqualität und Leistungsfähigkeit mit sich. Allerdings muss das Fitnessprogramm auf die jeweiligen Bedürfnisse im Alter in Bezug auf individuelle Voraussetzungen und Grunderkrankungen abgestimmt werden.

55 Was kann ich für ein gesundes Altern tun?

Die körperliche und sexuelle Leistungsfähigkeit sowie die Hormonproduktion sind abhängig von der Lebensführung. Konsequentes Kraft- und Ausdauertraining, eine gesunde Ernährung sowie regelmäßige körperliche und sexuelle Aktivität sind neben regelmäßigen Vorsorgeuntersuchungen die tragenden Pfeiler der Gesundheit. Deshalb ist eine gesunde Lebensführung der erste Schritt, um einem Hormonmangel entgegenzuwirken.

Auf der anderen Seite ist ein gut funktionierendes Herz-Kreislauf-System entscheidend für unsere Gesundheit, denn hiervon hängt die Durchblutung unserer Organe ab – auch die des Penis. Häufig ist hierbei die erektile Dysfunktion ein frühes Warnzeichen für Probleme des Kreislaufsystems. Der Penis als arterielles Endorgan ist gleichsam ein Frühindikator für Herz-Kreislauf- und Stoffwechselerkrankungen. Untersuchungen zeigen, dass das Risiko für Herz-Kreislauf-Erkrankungen bei Männern mit ausgeprägten Erektionsstörungen deutlich erhöht ist. An einer Erektionsstörung leiden in Deutschland circa fünf Millionen Männer. Betroffen von erektiler Dysfunktion (ED) sind nach den Ergebnissen der sogenannten Kölner 20.000er-Umfrage knapp 10 Prozent der 40- bis 50-Jährigen, fast 20 Prozent der Männer im Alter von 50 bis 60 Jahren und 30 Prozent der über 60-Jährigen.[11]

Der gesundheitsbewusste Lebensstil – die Basis für gesundes Altern

Der Ernährungsstil vieler Menschen ist gekennzeichnet von zu süßer und zu fetter Kost; Obst, Gemüse und Vollkornprodukte werden demgegenüber zu wenig verzehrt. Weitverbreitete Risikofaktoren sind außerdem zu hoher Alkoholkonsum, Bewegungsmangel und Rauchen. Ungesunde Lebensführung ist verbunden mit einem erhöhten Risiko für Adipositas, Bluthochdruck, Hypercholesterinämie, Diabetes Typ 2, Herz-Kreislauf-Erkrankungen und Tumorerkrankungen, Gicht und Osteoporose. Der Großteil aller Krebsfälle, nämlich 35 Prozent, ist auf falsche Ernährungsweisen und deren Folgen zurückzuführen, 30 Prozent gehen auf das Konto von Tabakkonsum und 4 Prozent auf übermäßigen Alkoholkonsum.[12]

Deshalb ist regelmäßige Gewichtskontrolle nötig, um Übergewicht zu vermeiden. Berechnen lässt sich das Idealgewicht durch den Body Mass Index (BMI), welcher zwischen 18 und 25 liegen sollte. Bei einem BMI-Wert zwischen 25 und 30 spricht man von Übergewicht, bei mehr als 30 von Fettleibigkeit oder Adipositas. Der BMI-Wert lässt sich leicht online (zum Beispiel auf www.uropraxis-ulm.de) oder folgende Formel berechnen:

Körpergewicht in Kilogramm ÷ Körpergröße in Metern zum Quadrat

Für eine gesunde Ernährung sollte man folgende Grundregeln beachten:

- **Die Energiebilanz sollte stimmen:** Iss nur so viel, wie du verbrennst, also Input gleich Output! Wenn man mehr isst, muss man sich deshalb auch mehr bewegen und mehr trainieren!
- **Mittelmeerküche und südostasiatische Kost:** Die Mittelmeer-Küche und die Küche Südostasiens bieten den Vorteil einer eher pflanzlich basierten, cholesterinarmen Kost mit reichlich Antioxidanzien.
- **Vermeide tierische Fette:** Es ist nichts gegen den gelegentlichen Fleisch- oder Geflügelkonsum einzuwenden, dieser sollte aber bewusst und nicht täglich erfolgen. Wurstwaren beinhalten Fette und tierische Abfallprodukte und sollten deshalb nicht auf dem Speiseplan stehen. Butter und tierische Fette sind ein Irrweg der deutschen Nachkriegsküche und gehören ebenfalls nicht auf den Speiseplan. Reduziere tierische Fette, wo immer du kannst!
- **Vegetarische Kost:** Genieße reichlich Gemüse, Obst und andere Nahrungsmittel, die reich an Ballaststoffen sind. Vegetarische Kost ist leichter verdaulich, im Hinblick auf deinen CO_2-Fußabdruck leistest du außerdem einen wertvollen Beitrag für das Klima und unterstützt deine Gesundheit.
- **Ausreichende Flüssigkeitszufuhr:** Trinke 2 bis 2,5 Liter Flüssigkeit am Tag! Die Flüssigkeitszufuhr hängt von deinem Trainingspensum und der Außentemperatur ab. Auch Kaffee zählt dazu, allerdings hat Koffein eine entwässernde Wirkung; deshalb gehört zu jedem Espresso ein Glas Wasser, dann ist die Flüssigkeitsbilanz ausgeglichen.
- **Alkohol nur in Maßen konsumieren:** Von Paracelsus stammt der Satz: »Dosis facit venenum«, übersetzt: Die Dosis macht das Gift! Täglich sollten Frauen nicht mehr als 10 Gramm Alkohol, Männer nicht mehr als 20 Gramm Alkohol trinken; das sind etwa ein Bier oder ein Glas Wein. Außerdem sollten pro Woche nicht mehr als fünf alkoholische Getränke zu sich genommen werden. Alles, was darüber liegt, führt zu einem erhöhten Gesundheitsrisiko.

- **Faste regelmäßig:** Regelmäßiges Fasten hält den Körper gesund und den Geist wach! Dabei ist es unerheblich, ob man sich jede Woche einen Fastentag auferlegt, gemäß der 16-Stunden-Diät an ein bis zwei Tagen in der Woche ab nachmittags 15 Uhr bis zum nächsten Morgen um 8 Uhr keine Nahrung zu sich nimmt oder ob man in regelmäßigen Fastenkuren, wie Buchinger oder Mayr-Kur, für längere Zeit die Nahrungszufuhr unterbricht. In jedem Fall führt Fasten zu einer Entschlackung des Körpers und erleichtert es, das Gewicht zu halten, indem man den Körper diszipliniert und Verzicht übt.
- **Gewicht kontrollieren und auf Rauchen verzichten:** Dass Übergewicht, insbesondere in der Kombination mit Rauchen, einen gravierenden Einfluss auf die Lebenserwartung hat, zeigen nachfolgende Daten zum statistischen Zusammenhang zwischen Übergewicht, Rauchen und einer verkürzten Lebenserwartung.[13] So leben nichtrauchende Männer mit Adipositas (also einem BMI über 30) durchschnittlich 6 Jahre weniger. Raucher mit Adipositas verkürzen ihre Lebenszeit sogar um durchschnittlich 13 Jahre.

Körperliche und sexuelle Aktivität und deine Gesundheit

Sportlich aktive Männer haben höhere Testosteronspiegel. Durch den richtigen Mix lässt sich die körpereigene Hormonproduktion stimulieren. Deshalb solltest du regelmäßig Sport treiben.

Es gilt der einfache Zusammenhang: Was gut ist für den Kreislauf, ist gut für die Potenz! Dabei kommt es auf die richtige Mischung an. Merk dir dabei – wie bereits erwähnt – einfach die Zahl Drei:

Dreimal die Woche 30 Minuten Kraft- und 30 Minuten Ausdauertraining sind die perfekte Basis, um gesund älter zu werden. Außerdem erhält das deine sexuelle Leistungsfähigkeit. Investiere deshalb drei Stunden pro Woche in das Wertvollste, was du besitzt: Stelle deine Gesundheit in den Mittelpunkt und bleibe konsequent an deinen Trainingseinheiten, auch wenn anderes dafür mal zurückgestellt werden muss – alles andere ist weniger wichtig.

Die körpereigene Hormonproduktion wird aber auch durch regelmäßige sexuelle Aktivität angeregt. Dem Sexualleben sollte ausreichend Zeit eingeräumt werden, denn längere Abstinenz kann mit der Zeit zum Absinken der

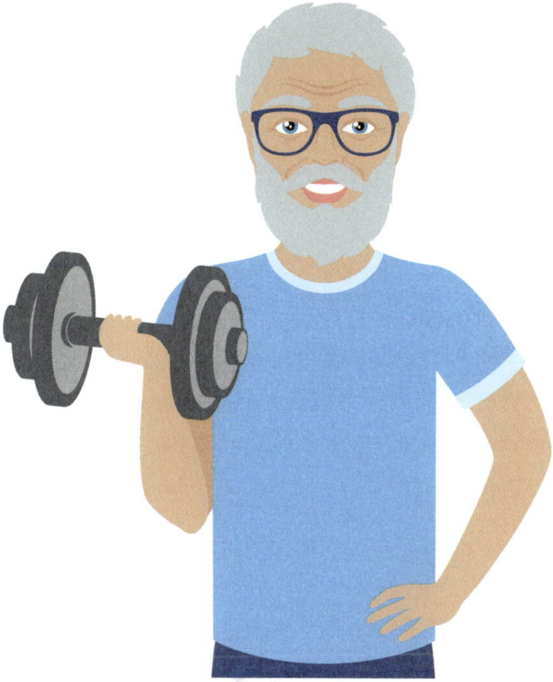

Investiere in das Wertvollste, was du besitzt: in dich selbst!

Hormonproduktion führen und damit auch zum Nachlassen der Lust. Dies lässt sich ganz gut mit dem Abstürzen eines Flugzeugs vergleichen: Wenn es einmal ins Trudeln gekommen ist, ist es schwer, es wieder abzufangen. Weniger Sex führt zu weniger Hormonproduktion führt zu weniger Lust.

Aus dem Englischen kennt man die Phrase: *Use it or lose it!* (»Benutz' es oder verlier' es«). Spätestens an diesem Punkt des »trudelnden Flugzeugs« sollte man professionelle Hilfe über seinen Urologen oder seine Urologin einholen, um den Crash zu vermeiden!

Wichtig zu wissen: Chronischer Stress verkürzt aufgrund der dadurch bedingten erhöhten Cortisolwerte im Blut die Lebenserwartung und beschleunigt das Altern. Durch die Kombination von Anspannung durch regelmäßige sportliche Aktivität und Entspannung mit Yoga, Tai-Chi, autogenem Training kann man Stress abbauen und kompensieren.

ERNÄHRUNG UND DIE GESUNDHEIT DER PROSTATA

Als Urologe und Sportmediziner lege ich immer einen Schwerpunkt auf die Prävention und gebe deshalb meinen Patienten gern ein Informationsblatt an die Hand, in dem ich Ernährungsempfehlungen auf der Basis wissenschaftlicher Studien zusammengestellt habe, welche im Rahmen der sogenannten Prostatadiät (siehe auch Seite 240) das Risiko für ein Prostatakarzinom reduzieren. Der Größenzunahme der Prostata kann man gezielt durch bioaktive Pflanzenstoffe, welche die Wachstumsrezeptoren der Prostatazellen blockieren, entgegenwirken.

56 Welche Pflanzenstoffe, Vitamine und Mineralstoffe sind besonders wichtig für die Prostata?

Bevor wir uns die einzelnen Nährstoffe im Detail ansehen, zunächst ein grober Überblick zu den Ernährungsempfehlungen zur Risikoreduktion von Prostataerkrankungen:

- **Gesunde pflanzliche Stoffe:**
  - Iss regelmäßig Brokkoli als Lieferant für Isoflavonoide.
  - Nimm zwei- bis dreimal pro Woche Tomatensaucen oder Tomatensaft zu dir, um die Lycopinversorgung zu sichern.
  - Verzehre regelmäßig Granatapfelkerne oder Granatapfelsaft für die Zufuhr von Polyphenolen.
  - Gib Kürbiskerne in dein Müsli oder auf deinen Salat, sie enthalten wertvolles Beta-Sitosterin.
  - Verwende beim Kochen (echte) Chilischoten, um deinem Körper Capsaicin zuzuführen.
  - Genieße Knoblauch und Schalotten wegen der enthaltenen Sulfide.
  - Erlaube dir an manchen Abenden ein Glas Rotwein, er enthält Resveratrol.

  - Würze mit Kurkuma und schwarzem Pfeffer, sie sind die idealen Kurkumin-Lieferanten.
- **Omega-3-Fettsäuren:** Iss zweimal pro Woche fettreichen Fisch. Besonders gut sind Lachs, Thunfisch, Makrele und Hering.
- **Gesunde Fette in der Ernährung:** Verwende möglichst ungesättigte Fettsäuren (etwa Olivenöl oder Rapsöl); verbanne Butter und Schmalz aus deiner Küche (wenig tierische Fette).
- **Fleischkonsum:** Nimm wenig rotes Fleisch zu dir (kein Tartar oder rohes Steak).
- **Soja:** Sojamilch, -flocken oder Tofu eignen sich ideal.
- **Antioxidanzien:** Nimm täglich 400 IE (Internationale Einheit) Vitamin E oder einen Teelöffel Weizenkeimöl ein.
- **Tee:** Trinke grünen Tee, dieser enthält Katechin und multiple bioaktive Pflanzenstoffe.

Zink, Selen und Magnesium

Zink ist ein lebenswichtiges Spurenelement, das eine entscheidende Rolle im Hinblick auf das Immunsystem und verschiedene Stoffwechselprozesse des Körpers spielt. In Bezug auf die Urologie und die Männergesundheit gibt es folgende wichtige Zusammenhänge, bei denen Zink eine Schlüsselfunktion hat:

- **Funktion der Prostata:** Die Prostata ist das zentrale Drüsenorgan für die Sexualfunktion des Mannes. Zink ist in hoher Konzentration im Prostatasekret vorhanden. Es spielt eine wichtige Rolle für Prostatagesundheit und Funktion der Prostatadrüsenzellen.
- **Spermienproduktion und -funktion:** Zink ist an der Regulation der Spermatogenese beteiligt, dem Prozess der Bildung von Spermien (siehe Seite 158). Es ist wichtig für die Struktur und Funktion von Spermien und kann die Fruchtbarkeit beeinflussen.
- **Hormonregulation:** Zink spielt eine Rolle bei der Regulierung verschiedener Hormone, einschließlich Testosteron. Ein ausgewogener Zinkspiegel ist wichtig für die Aufrechterhaltung eines normalen Hormonhaushalts im männlichen Körper.

- **Immunfunktion:** Zink ist von Bedeutung für die Funktion des Immunsystems. Eine ausreichende Zinkzufuhr kann dazu beitragen, das Risiko für Infektionen in der urogenitalen Region zu vermindern.
- **Entzündungshemmende Eigenschaften:** Zink verfügt über die Eigenschaft, Entzündungen einzudämmen und reduziert damit bei ausgeglichenem Mineralstoffhaushalt allgemein das Infektionsrisiko.

Ein Mangel an Zink kann mit verschiedenen Gesundheitsproblemen verbunden sein, darunter Probleme im Zusammenhang mit Fortpflanzungsfähigkeit und Prostatagesundheit. Auf der anderen Seite sollte nicht zu viel Zink eingenommen werden, da übermäßiger Zinkkonsum schädigende Auswirkungen auf die Gesundheit haben kann.

Zink kommt in verschiedenen Lebensmitteln vor. Eine ausgewogene Ernährung ist in aller Regel ausreichend, um den Zinkbedarf zu decken. Folgende Nahrungsmittel eignen sich als reichhaltige Quelle für Zink (Auswahl):

- **Fleisch:** Insbesondere rotes Fleisch, wie Rind und Lamm, enthält viel Zink. Auch Geflügel, wie Hähnchen und Pute, ist eine gute Quelle.
- **Fisch und Meeresfrüchte:** Austern enthalten eine hohe Menge an Zink, außerdem verschiedene Fischarten wie Lachs und Thunfisch oder auch Garnelen.
- **Milchprodukte:** Milch, Joghurt und Käse enthalten ebenfalls Zink. Beachte jedoch, dass Zink in pflanzlichen Lebensmitteln möglicherweise nicht so gut verfügbar ist wie Zink in tierischen Quellen.
- **Eier:** Eier sind eine reichhaltige Quelle für Zink, insbesondere das Eigelb.
- **Nüsse und Samen:** Verschiedene Nüsse und Samen, einschließlich Kürbiskerne, Sonnenblumenkerne und Pinienkerne, enthalten Zink.
- **Vollkornprodukte:** Haferflocken, Weizenkeime und Vollkornprodukte können ebenfalls Zink enthalten.
- **Hülsenfrüchte und Bohnen:** Linsen, Bohnen und Kichererbsen sind pflanzliche Quellen für Zink.
- **Gemüse:** Einige Gemüsesorten enthalten ebenfalls Zink, darunter Spinat, Erbsen und Spargel.

Selen ist ein essenzielles Spurenelement, das für den menschlichen Körper von Bedeutung ist, da es in verschiedenen biologischen Prozessen eine Rolle spielt. Im Hinblick auf die Gesundheit von Männern und die Urologie gibt es mehrere Aspekte, die in Bezug auf Selen wichtig sind:

- **Antioxidative Eigenschaften:** Selen ist an Prozessen beteiligt, die freie Radikale neutralisieren. Ein Überschuss an freien Radikalen kann zu oxidativem Stress führen, der Zellen schädigt und Krankheiten wie Krebs oder Herz-Kreislauf-Erkrankungen begünstigt. Selen fängt freie Radikale ein, bevor sie Zellschäden verursachen können.
- **Prostatagesundheit:** Selen hat spezifische Auswirkungen auf die Prostata. Einige Studien haben gezeigt, dass ausreichende Selenwerte mit einem verringerten Risiko für Prostatakrebs in Verbindung gebracht werden können.[14] Es wird vermutet, dass Selen antioxidative und entzündungshemmende Eigenschaften hat, die zur Vorbeugung von Prostatakrebs beitragen könnten.
- **Spermienbildung:** Selen spielt eine Rolle bei der Spermatogenese, dem Prozess der Bildung von Spermien (siehe Seite 158). Eine ausreichende Selenzufuhr kann sich positiv auf die Qualität der Spermien auswirken.
- **Immunsystem:** Selen ist wichtig für die Funktion des Immunsystems und kann dazu beitragen, dass Infektionen im Bereich des Harntrakts und der Geschlechtsorgane besser bekämpft werden.

Folgende Lebensmittel sind reich an Selen:

- **Fisch:** insbesondere Thunfisch und Kabeljau
- **Meeresfrüchte:** insbesondere Garnelen und Muscheln
- **Fleisch:** insbesondere Geflügel und Rindfleisch
- **Eier:** zum Beispiel ein von beiden Seiten gebratenes Spiegelei mit Chili und Petersilie
- **Nüsse:** insbesondere Paranüsse
- **Sonnenblumenkerne**
- **Vollkornprodukte:** zum Beispiel Vollkornbrot oder Getreidemüsli

Magnesium ist ein lebenswichtiges Mineral, das bei zahlreichen biochemischen Prozessen im menschlichen Körper eine wichtige Rolle spielt. In Bezug auf die Männergesundheit und die Urologie gibt es einige Bereiche, in denen Magnesium von großer Bedeutung ist.

- **Muskelgesundheit:** Magnesium ist entscheidend für die Muskelanspannung (Kontraktion) und -entspannung (Relaxation). Dies betrifft nicht nur die Skelettmuskulatur, sondern auch die Muskulatur im urogenitalen Bereich. Eine ausreichende Magnesiumversorgung kann dazu beitragen, die normale Funktion dieser Muskeln aufrechtzuerhalten.
- **Testosteronspiegel:** Einige Studien deuten darauf hin, dass Magnesium eine Rolle bei der Regulierung des Testosteronspiegels spielen könnte. Testosteron ist das wichtigste männliche Sexualhormon und spielt für verschiedene Aspekte der männlichen Gesundheit eine Rolle, einschließlich der Funktion der Fortpflanzungsorgane.
- **Nierenfunktion:** Magnesium ist an der Regulation der Nierenfunktion beteiligt. Eine gesunde Nierenfunktion ist wichtig für die Filtration von Abfallprodukten aus dem Blut und die Aufrechterhaltung des Elektrolytgleichgewichts im Körper.
- **Entzündungshemmende Eigenschaften:** Magnesium hat entzündungshemmende Eigenschaften, die dazu beitragen können, Entzündungen im urogenitalen Bereich zu reduzieren.
- **Verhinderung von Nierensteinen:** Magnesium kann auch dazu beitragen, die Bildung von Nierensteinen zu verhindern, indem es die Kristallisation von steinbildenden Substanzen in den Harnwegen hemmt.

Eine ausgewogene Ernährung reicht in der Regel aus, um den Bedarf an Magnesium zu decken. Magnesiumreiche Lebensmittel sind unter anderem:

- **Nüsse und Samen:** insbesondere Mandeln und Sonnenblumenkerne
- **Vollkornprodukte:** zum Beispiel Vollkornbrot, Getreidemüsli

- **Grünes Blattgemüse:** zum Beispiel Spinat und Grünkohl
- **Hülsenfrüchte:** zum Beispiel Bohnen und Linsen
- **Fisch:** je frischer, desto besser
- **Bananen:** je kleiner, desto schmackhafter
- **Naturjoghurt:** zum Beispiel aus Ziegen- oder Schafsmilch

57 Wie wichtig sind Proteine für die sexuelle Gesundheit?

Proteine sind zentrale Bausteine für den menschlichen Körper und spielen eine bedeutende Rolle im Hinblick auf die Gesundheit. Nachfolgend möchte ich auf die Bedeutung von Proteinen für die Männergesundheit, insbesondere im Zusammenhang mit der Urologie, eingehen:

Gewebeaufbau und -reparatur: Proteine sind entscheidend für den Aufbau und die Reparatur von Geweben im Körper, einschließlich der Organe des Urogenitalsystems. Dies ist besonders wichtig, wenn es um die Regeneration von Geweben in der Prostata, den Nieren und anderen urologischen Organen geht.

Hormonproduktion: Viele zentrale Hormone, die eine Schlüsselrolle im männlichen Fortpflanzungssystem spielen, sind Proteine. Dazu gehört unter anderem das luteinisierende Hormon (LH), welches die Testosteronproduktion in den Hoden steuert.

Spermatogenese: Die Produktion von Spermien erfordert eine ausreichende Menge an Proteinen. Proteine sind notwendig für die Struktur und Funktion von Spermien, und eine ausreichende Proteinzufuhr kann die Qualität der Spermien günstig beeinflussen.

Immunfunktion: Einige Proteine spielen eine entscheidende Rolle im Immunsystem und können dazu beitragen, Infektionen im urogenitalen Bereich zu bekämpfen.

Muskelgesundheit: Proteine sind unerlässlich für den Aufbau und die Erhaltung von Muskelgewebe. Dies betrifft nicht nur die Skelettmuskulatur, sondern auch die glatte Muskulatur in den urologischen Organen.

Eine ausgewogene Ernährung mit ausreichend Protein ist wichtig, um die oben genannten Funktionen zu unterstützen. Gute Proteinquellen sind unter anderem:

- Mageres Fleisch: Hähnchen, Truthahn, Rindfleisch
- Fisch: insbesondere fettreiche Fischarten wie Lachs
- Eier: zum Beispiel ein von beiden Seiten gebratenes Spiegelei mit Chili und Petersilie
- Milchprodukte: Magermilch, Joghurt, Käse
- Hülsenfrüchte: Bohnen, Linsen, Kichererbsen
- Nüsse und Samen: als idealer Snack für zwischendurch

Es ist wichtig zu beachten, dass individuelle Proteinbedürfnisse variieren können, abhängig von Faktoren wie Alter, Aktivitätsniveau und Gesundheitszustand.

58 Kann ich meine sexuelle Gesundheit zusätzlich natürlich unterstützen?

Der Wunsch, durch spezielle Pflanzenstoffe oder Nahrungsmittel die sexuelle Leistungsfähigkeit und die Lust zu steigern, ist so alt wie die Menschheit selbst. Dabei wurden bereits im Altertum lustfördernde Nahrungsmittel oder Substanzen als sogenannte Aphrodisiaka eingesetzt. Auch speziellen tierischen Nahrungsmitteln wurden eine Potenz und luststeigernde Wirkung nachgesagt. Man denke an Casanova, der sich rühmte, jeden Tag 24 Austern zu essen.

Viele dieser Substanzen kommen aus traditionellen Medizinsystemen wie Ayurveda oder traditioneller chinesischer Medizin. Gerade in der indischen Kultur hatte die Sexualität im Hinblick auf Tantra und Kamasutra einen religiösen Charakter. Aus diesem Grund wurden dort seit Urzeiten pflanzliche Wirkstoffe eingesetzt, um das sexuelle Erleben zu intensivieren und damit eine Begegnung mit den Göttern zu ermöglichen.

Seit jeher bedient sich die Menschheit also der Wirkstoffe aus der Natur, um nicht nur die allgemeine Gesundheit, sondern auch die sexuelle Leistungsfähigkeit und Lust zu steigern. In unserer eigenen Forschungsgruppe haben wir in diesem Zusammenhang umfangreiche Datenbankanalysen durchgeführt, um Inhaltsstoffe zu finden, die – wie in Studien belegt – eine Wirksamkeit im Hinblick auf die Steigerung der sexuellen Leistungsfähigkeit vermuten ließen.[15] Auf dieser Basis haben wir ein Nahrungsergänzungsmittel mit Inhaltsstoffen aus Ayurveda und chinesischer Medizin entwickelt.(Es ist unter dem Namen Menfit® Power erhältlich, siehe auch im Anhang, Seite 240). Bei den Inhaltsstoffen, die sorgsam anhand strenger Kriterien ausgewählt und aufeinander abgestimmt wurden, handelt es sich um:

- Chinesischer Raupenpilz *(Cordiceps sinensis)*
- Erdburzeldorn *(Tribulus terrestris)*
- Maca
- Ashwagandha
- Ingwer

Eine klinische Studie, der Menfit Power Trail, kam zu dem Ergebnis, dass 70 Prozent der Probanden, die das Nahrungsergänzungsmittel zu sich nahmen, eine Verbesserung ihrer sexuellen Leistungsfähigkeit, ihrer Erektionshärte und ihres Lustempfindens feststellten und 77 Prozent der Teilnehmer eine Verbesserung beim Wasserlassen erlebten.

Darüber hinaus gibt es eine große Anzahl an Nahrungsmitteln, wie Austern, Spargel, Sellerie oder Garnelen, denen eine aphrodisierende Wirkung zugesprochen wird. Verschiedene Gewürze, wie Koriander, Safran, Chili, aber auch Granatapfel oder Meerrettich sowie Muskatnuss, sind ebenfalls im Hinblick auf die Steigerung der sexuellen Leistungsfähigkeit beschrieben worden.

59 Ist die sogenannte einfache Küche die beste Küche?

In der einfachen Küche wird mit natürlichem Gemüse, das lokal vorkommt, Pflanzenölen und wenig Fleisch gekocht. Zu viel schadet: Das gilt für Zucker, Fett und Fleischkonsum. Für die Aussage, dass die einfache Küche durchaus die beste Küche sein kann, gibt es folgende Argumente:

Frische Zutaten: In der einfachen Küche werden oft frische und qualitativ hochwertige Zutaten verwendet. Diese Zutaten sind in der Regel weniger verarbeitet und enthalten mehr Nährstoffe.

Natürlicher Geschmack: Einfache Gerichte ermöglichen es den natürlichen Geschmacksrichtungen von Zutaten hervorzustechen. Weniger komplexe Zubereitungsmethoden erlauben es den natürlichen Aromen, besser zur Geltung zu kommen.

Zeitersparnis: Einfache Gerichte erfordern oft weniger Zeit für die Zubereitung. Dies ist besonders wichtig für Menschen mit einem stressigen Lebensstil, die dennoch eine gesunde und schmackhafte Mahlzeit genießen möchten.

Zugänglichkeit: Einfache Gerichte erfordern in der Regel weniger spezielle Zutaten oder Küchengeräte. Dies macht die Rezepte zugänglicher und einfacher für jeden, der kochen möchte.

Gesundheitsaspekt: Für einfache Gerichte werden oft natürliche Zutaten verwendet; Zusatzstoffe oder verarbeitete Lebensmittel kommen kaum vor. Dies kann zu einer gesünderen Ernährung beitragen.

Kulinarische Traditionen: Viele kulinarische Traditionen auf der ganzen Welt schätzen die Einfachheit in der Zubereitung von Gerichten; ein Beispiel ist die Kartoffelsuppe der Großmutter. Diese Erinnerungen führen uns zurück in die Kindheit und erzeugen Emotionen.

Kreativität fördern: Einfache Küche erfordert oft Kreativität bei der Auswahl und Kombination von Zutaten. Dies kann zu innovativen und dennoch unkomplizierten Gerichten führen.

Geringe Kosten: Einfache Gerichte können kostengünstiger sein, da sie oft auf preisgünstigen, saisonalen Zutaten basieren und weniger aufwendige Zubereitungsmethoden erfordern.

Essen wie am Mittelmeer

Die mediterrane Küche, die in den Ländern rund um das Mittelmeer entstanden ist, ist geprägt durch die dort reichlich wachsenden Gemüse, den Fisch, das Fleisch aus Weidetierhaltung und vor allem das Olivenöl. Die ältesten Bewohner Italiens kommen aus einem kleinen Ort in der Nähe von Siena, aus Sovicille. Viele Forscherinnen und Forscher haben sich mit diesem Phänomen befasst und als zentrale Elemente des gesunden Alterns die folgenden Faktoren identifiziert:

Olivenöl: Die mediterrane Ernährung betont den Verzehr von gesunden Fetten, insbesondere aus Olivenöl und Nüssen. Diese Fette sind reich an einfach ungesättigten Fettsäuren, die zur Herzgesundheit beitragen können.

Vielfalt an frischem Obst und Gemüse: Die mediterrane Ernährung ist reich an frischem Obst und Gemüse, die eine Fülle von Vitaminen, Mineralstoffen und Antioxidanzien liefern. Dies trägt zur allgemeinen Gesundheit und dem Schutz vor verschiedenen Krankheiten bei.

Fisch und mageres Fleisch: Die mediterrane Küche fördert den Verzehr von Fisch, der reich an Omega-3-Fettsäuren ist und positive Auswirkungen auf die Herzgesundheit hat. Mageres Fleisch wie Geflügel wird bevorzugt, während rotes Fleisch in moderaten Mengen genossen wird.

Hülsenfrüchte und Vollkornprodukte: Hülsenfrüchte, wie Bohnen und Linsen, sowie Vollkornprodukte sind wichtige Bestandteile der mediterranen Ernährung. Sie liefern Ballaststoffe und komplexe Kohlenhydrate, die zur Verdauung und zur Aufrechterhaltung eines stabilen Blutzuckerspiegels beitragen.

Nüsse und Samen: Mandeln, Walnüsse und andere Nüsse sowie Samen sind eine reiche Quelle für gesunde Fette, Proteine und verschiedene Nährstoffe.

Moderater Konsum von Rotwein: In Maßen genossener Rotwein wird oft mit der mediterranen Ernährung in Verbindung gebracht. Er enthält Antioxidanzien, wie Resveratrol, die möglicherweise positive Auswirkungen auf die Herzgesundheit haben können.

Geringer Anteil an verarbeiteten Lebensmitteln: Die mediterrane Ernährung legt Wert auf frische natürliche Lebensmittel und minimiert den Konsum von verarbeiteten und industriell hergestellten Produkten.

Gesellschaftliches Essen und Lebensstil: Die mediterrane Kultur betont nicht nur die Art und Weise, was gegessen wird, sondern auch das soziale Miteinander beim Essen. Gemeinsame Mahlzeiten, langsames Essen und Genuss spielen eine wichtige Rolle.
Gesundheitsvorteile: Zahlreiche wissenschaftliche Studien haben darauf hingewiesen, dass die mediterrane Ernährung mit verschiedenen gesundheitlichen Vorteilen verbunden ist, darunter eine verringerte Gefahr von Herz-Kreislauf-Erkrankungen, Diabetes und bestimmten Krebsarten.

MÄNNERGESUNDHEIT: SPORT

Regelmäßiger Sport ist wichtig, damit du deine Gesundheit und Leistungsfähigkeit erhalten und verbessern kannst! Die tägliche Gehstrecke ist von direkter Bedeutung für die Lebenserwartung. Deshalb gilt: öfter das Auto stehen lassen, zu Fuß gehen oder das Fahrrad nehmen. Bewegen heißt sich regen!

60 Sollte ich regelmäßig Sport machen?

Wie bereits beschrieben: Als idealer Mix werden drei Trainingseinheiten pro Woche mit circa 30 Minuten Kraft- und 30 Minuten Ausdauertraining angesehen. Mehr ist besser, weniger ist zu wenig!

Regelmäßige körperliche Aktivität hat unter anderem diese wichtigen positiven Effekte:
Herz-Kreislauf-Gesundheit: Sportliche Aktivität trägt dazu bei, das Herz-Kreislauf-System zu stärken. Durch regelmäßiges Training können der Blutdruck gesenkt, der Cholesterinspiegel verbessert und das Risiko von Herz-Kreislauf-Erkrankungen reduziert werden.
Gewichtskontrolle: Sportliche Betätigung hilft bei der Kontrolle des Körpergewichts, indem sie den Energieverbrauch erhöht und den Fettstoffwechsel verbessert. Ein gesundes Gewicht ist wichtig, um das Risiko von Fettleibigkeit und damit verbundenen Erkrankungen, wie Diabetes, zu reduzieren.

Muskelaufbau und -erhalt: Sportliche Aktivität fördert den Aufbau von Muskelmasse und hilft gleichzeitig, Muskelabbau zu verhindern. Dies ist besonders wichtig, um die Funktionsfähigkeit des Bewegungsapparats zu erhalten und die Stabilität der Gelenke zu verbessern.

Knochengesundheit: Sportliche Betätigung, insbesondere gewichtsbelastende Übungen, fördert die Knochengesundheit und kann dazu beitragen, die Knochendichte zu erhalten. Dies ist wichtig, um das Risiko von Osteoporose im Alter zu reduzieren.

Stressabbau und psychische Gesundheit: Körperliche Aktivität hat nachgewiesene positive Auswirkungen auf die psychische Gesundheit. Sie kann den Stresslevel reduzieren, die Stimmung verbessern und das Risiko von Depressionen verringern.

Hormonregulation: Sportliche Aktivität beeinflusst die Hormonregulation, einschließlich der Produktion von Testosteron. Ein ausgeglichenes Hormonprofil ist wichtig für die allgemeine Gesundheit von Männern.

Verbesserung der Schlafqualität: Regelmäßige körperliche Aktivität kann die Schlafqualität verbessern. Ein guter Schlaf ist wichtig für die Regeneration des Körpers und hat positive Auswirkungen auf die allgemeine Gesundheit.

Reduziertes Risiko von chronischen Krankheiten: Regelmäßige sportliche Betätigung ist mit einem geringeren Risiko für chronische Erkrankungen, wie Diabetes, bestimmte Krebsarten und neurodegenerative Erkrankungen, verbunden.

Verlangsamung des Alterungsprozesses: Sportliche Aktivität kann dazu beitragen, den Alterungsprozess zu verlangsamen, indem sie die Zellalterung beeinflusst und die Funktionsfähigkeit von Organen und Geweben unterstützt.

Verbesserte Lebensqualität und Lebenserwartung: Durch die Förderung der Gesundheit in verschiedenen Aspekten trägt regelmäßige sportliche Aktivität dazu bei, die Lebensqualität zu verbessern und die Lebenserwartung zu verlängern.

Ob man es mit dem Sport auch übertreiben kann, ist individuell sehr unterschiedlich und lässt sich deshalb nicht pauschal beantworten. Es hängt sehr vom eigenen Trainingszustand und der jeweiligen Konstitution ab, wie viel Sport zu viel sein kann. Wichtig ist neben der körperlichen

Belastung die Regenerationszeit. Diese braucht der Körper, um sich wieder zu erholen, und richtet sich nach der Intensität und Länge des Trainings.

61 Ich mache Sport, bekomme aber keine Muskeln. Was mache ich falsch?

Der Aufbau von Muskelmasse setzt verschiedene Faktoren voraus: Der Muskel muss regelmäßig einen Anreiz bekommen. Außerdem können sich nur durch Zunahme der Trainingsintensität zusätzliche Muskelfasern bilden. Beim Trainieren mit immer gleich schweren Gewichten kommt es zum Stillstand. Zusätzlich muss der Körper mit ausreichend »Substrat«, also Eiweiß, versorgt werden, um die Bausteine für den Muskelzuwachs zur Verfügung zu stellen. Der Zusammenhang zwischen Krafttraining und Muskelaufbau liegt in den physiologischen Anpassungen, die durch die Belastung während des Trainings ausgelöst werden. Die wichtigsten Prinzipien dieses Zusammenhangs sind:

Muskelbelastung und Mikrotrauma: Während des Krafttrainings werden Muskeln durch Belastung und Kontraktion beansprucht. Diese Belastung führt zu Mikrotraumata, kleinen Rissen in den Muskelfasern.

Reparaturprozess und Hypertrophie: Nach der Belastung beginnt der Körper einen Reparaturprozess. Dieser Prozess beinhaltet die Reparatur der Mikrotraumata und die Anpassung der Muskelfasern, um zukünftigen Belastungen besser standzuhalten. Bei regelmäßigem Training führt dies zu Muskelaufbau oder Muskelhypertrophie.

Proteinbiosynthese: Der Prozess der Muskelerholung und -anpassung umfasst die Proteinbiosynthese, bei der der Körper neue Proteine produziert, um die geschädigten Muskelfasern zu reparieren und die Muskelmasse zu erhöhen. Proteine sind entscheidende Bausteine für den Muskelaufbau.

Progressive Überlastung: Um weiterhin Muskelaufbau zu fördern, ist es wichtig, die Belastung im Laufe der Zeit zu erhöhen. Dies wird als »progressive Überlastung« bezeichnet. Durch die schrittweise Steigerung der Gewichte oder die Variation der Trainingsintensität werden die Muskeln dazu angeregt, sich weiterhin anzupassen und zu wachsen.

Hormonelle Reaktionen: Krafttraining beeinflusst auch hormonelle Reaktionen im Körper, insbesondere die Freisetzung von Wachstumshormonen und Testosteron. Diese Hormone spielen eine Schlüsselrolle bei der Förderung des Muskelaufbaus.

Ernährung und Muskelaufbau: Die richtige Ernährung, insbesondere eine ausreichende Zufuhr von Proteinen, Kohlenhydraten und anderen Nährstoffen, ist entscheidend für den Muskelaufbau. Proteine in der Nahrung liefern die Aminosäuren, die der Körper für die eigene Proteinsynthese benötigt.

Ruhe und Erholung: Der Muskelaufbau erfolgt nicht nur während des Trainings, sondern auch während der Ruhe- und Erholungsphasen. Ausreichender Schlaf und Erholung sind wichtig, um den Muskeln Zeit zur Regeneration zu geben.

Es ist wichtig zu beachten, dass der individuelle Muskelaufbau von verschiedenen Faktoren beeinflusst wird, darunter genetische Veranlagung, Trainingsvolumen, Intensität, Ernährung und Erholung. Krafttraining kann sowohl mit freien Gewichten als auch mit Maschinen durchgeführt werden, und verschiedene Trainingsprogramme können auf unterschiedliche Ziele abzielen, wie Kraftsteigerung, Muskelaufbau oder Definition. Es wird empfohlen, ein ausgewogenes und gut geplantes Trainingsprogramm zu entwickeln, das deinen individuellen Bedürfnissen und Zielen entspricht.

Doping im Sport: Körperliche Schäden durch Anabolika

Der Gebrauch von Anabolika, auch als anabole Steroide bekannt, kann zu einer Reihe von schädlichen Wirkungen und gesundheitlichen Problemen führen. Ein Missbrauch von Anabolika kann folgende Schädigungen verursachen:

Hormonelle Störungen: Anabolika sind synthetische Varianten von Testosteron, dem männlichen Sexualhormon. Der exzessive Gebrauch kann zu einer Störung des endokrinen Systems führen, was eine Unterdrückung der körpereigenen Testosteronproduktion bewirken kann. Dies kann zu hormonellen Ungleichgewichten und Störungen des Fortpflanzungssystems führen. ▶

Herz-Kreislauf-System: Anabolika können den Blutdruck erhöhen, den Cholesterinspiegel beeinflussen und das Risiko von Herz-Kreislauf-Erkrankungen steigern. Langfristige Anwendung kann zu Herzinfarkten, Schlaganfällen und anderen kardiovaskulären Problemen führen.
Lebererkrankungen: Einige anabole Steroide werden oral eingenommen und können die Leber belasten. Langfristiger Missbrauch kann Leberschäden verursachen, einschließlich Leberentzündung (Hepatitis), Leberzysten und sogar Leberkrebs.
Psychische Auswirkungen: Der Missbrauch von Anabolika kann psychische Nebenwirkungen mit sich bringen, darunter Aggressivität, Stimmungsschwankungen, Depressionen und Angstzustände.
Hautprobleme: Der Hormonhaushalt, der durch Anabolika negativ beeinflusst wird, kann zu Hautproblemen wie schwerer Akne führen.
Haarausfall: Bei entsprechender genetischer Veranlagung kann es durch den Gebrauch von Anabolika zu vorzeitigem Haarausfall kommen.
Hodenatrophie: Durch die Unterdrückung der körpereigenen Testosteronproduktion können die Hoden schrumpfen (Hodenatrophie), was wiederum in Unfruchtbarkeit resultieren kann.
Wachstumsstörungen: Jugendliche, die Anabolika missbrauchen, riskieren, ihr natürliches Wachstum und ihre Entwicklung zu beeinträchtigen, da Anabolika den Knochenwachstumsprozess stören können.
Schlaganfall: Durch die Stimulation der Blutbildung kann es zu einer Verschlechterung der Fließeigenschaften des Blutes durch den Anstieg von Hämatokrit (Anteil der Blutzellen am Blutvolumen) und damit zu einem Schlaganfall kommen.
Abhängigkeitspotenzial: Obwohl Anabolika nicht zu einer physischen Abhängigkeit führen, können sie psychisch abhängig machen, insbesondere bei Menschen, die nach dem »idealen« Körperbild streben.

62 Beckenbodengymnastik – auch als Mann?

Selbstverständlich ist Beckenbodentraining auch für den Mann von Bedeutung, da er eine zentrale Funktion im Hinblick auf die Kontinenz, das heißt die Schließmuskelfunktion, hat. Mittlerweile hat sich durchgesetzt, dass bereits als Vorbereitung für eine Prostataoperation eine Beckenbodengymnastik sehr wichtig ist, um die Verschlussfähigkeit der Harnblase im Anschluss an die Operation zu verbessern. Natürlich ist auch im Nachgang einer solchen Operation im Rahmen von Rehamaßnahmen Beckenbodengymnastik von größter Wichtigkeit. Diese wird in aller Regel durch eine Physiotherapeutin oder einen Physiotherapeuten im Rahmen der Beckenbodentherapie vermittelt. Als einfache eigene Maßnahmen zur Kräftigung des Beckenbodens gelten:

- **Isometrische Übungen:** Hierbei wird der Schließmuskel angespannt, wie wenn man den Harnstrahl unterbrechen wollte. Diese Übung lässt sich so gut wie immer und überall durchführen, ob im Bus, in der Warteschlange oder beim Zähneputzen.
- **Schulterbrücke:** Auf dem Rücken liegend wird das Becken angehoben und anschließend wieder zurück auf die Matte abgesenkt.
- **Treppensteigen:** Ob im Fitnessstudio auf dem Stepper, zu Hause oder beim Bergwandern – Treppensteigen und Bergaufgehen kräftigt den Beckenboden.
- **Fahrradfahren:** Fahrradfahren ist ideales Training für den Beckenboden, allerdings sollte man den richtigen Sattel benutzen. Idealerweise ist das Gewicht dabei auf die Sitzbeinhöcker verteilt, die Mitte und insbesondere die Prostataregion sollten nicht belastet werden. Es gibt Fahrradsattel, die sich nach der individuellen anatomischen Situation richten. So wie nicht alle Menschen die gleiche Schuhgröße haben, haben Männer unterschiedlich große Prostatadrüsen.

Auf Seite 184 findest du eine ausführlichere Anleitung zu den einzelnen Übungen.

MÄNNERGESUNDHEIT: DER RICHTIGE LEBENSSTIL

Die Männergesundheit kann von verschiedenen Faktoren beeinflusst werden. Einige wurden bereits beschrieben, hier soll aber noch auf weitere Gewohnheiten eines eher ungesunden Lebensstils genauer eingegangen werden.

63 Welche Gewohnheiten schaden meiner Gesundheit?

Es gibt so manche Risikofaktoren, die die männliche Gesundheit negativ beeinflussen können. Einige haben wir uns bereits angeschaut, werfen wir noch einmal einen Blick auf die Verhaltensweisen und Gewohnheiten, die das größte Risiko bergen.

Fettleibigkeit: Übergewicht und Fettleibigkeit erhöhen das Risiko für Herz-Kreislauf-Erkrankungen, Diabetes, bestimmte Krebsarten und andere Gesundheitsprobleme.
Rauchen: Raucher haben ein deutlich erhöhtes Risiko, an Herz-Kreislauf-Erkrankungen und Atemwegs- und Krebserkrankungen, wie Lungen- und Blasenkrebs zu leiden.
Bewegungsmangel: Ein inaktiver Lebensstil ist mit verschiedenen Gesundheitsrisiken verbunden, darunter Übergewicht, Muskelschwäche, Herz-Kreislauf-Erkrankungen und Diabetes.
Hoher Alkoholkonsum: Übermäßiger Alkoholkonsum kann zu Lebererkrankungen, Herz-Kreislauf-Problemen, psychischen Gesundheitsproblemen und Sucht führen.
Ungesunde Ernährung: Eine schlechte Ernährung, die reich an gesättigten Fettsäuren, Salz und Zucker ist, erhöht das Risiko für Herz-Kreislauf-Erkrankungen, Diabetes und Fettleibigkeit.
Bluthochdruck (Hypertonie): Unbehandelter hoher Blutdruck kann zu Herz-Kreislauf-Erkrankungen und anderen Gesundheitsproblemen führen.

Hoher Cholesterinspiegel: Hohe Blutfettwerte erhöhen das Risiko für Arteriosklerose und Herz-Kreislauf-Erkrankungen.

Diabetes: Diabetes, insbesondere Typ-2-Diabetes, kann zu schwerwiegenden Komplikationen führen, darunter Herz-Kreislauf-Erkrankungen, Nierenerkrankungen und Sehprobleme.

Stress: Chronischer Stress kann die psychische und physische Gesundheit beeinträchtigen und das Risiko von Depressionen, Angstzuständen und Herz-Kreislauf-Erkrankungen erhöhen.

Mangelnde Vorsorgeuntersuchungen: Viele Männer neigen dazu, Vorsorgeuntersuchungen zu vernachlässigen. Regelmäßige Gesundheitschecks und Früherkennungsuntersuchungen können dazu beitragen, potenzielle Gesundheitsprobleme frühzeitig zu erkennen und zu behandeln.

Verzögerte Arztkonsultation: Männer neigen manchmal dazu, Gesundheitsprobleme zu ignorieren oder zu verzögern, bevor sie ärztliche Hilfe suchen. Frühzeitige Diagnose und Behandlung sind jedoch oft entscheidend.

64 Können Rauchen oder Alkoholkonsum meine sexuelle Gesundheit beeinträchtigen?

Dass Rauchen ungesund ist, ist bekannt. Warum aber schadet Rauchen auch der Funktion der männlichen Geschlechtsorgane? Auch (zu viel) Alkohol kann aus verschiedenen Gründen die sexuelle Leistungsfähigkeit deutlich beeinträchtigen.

Rauchen

Rauchen kann die sexuelle Leistungsfähigkeit bei Männern beeinträchtigen; dies wird durch verschiedene Mechanismen verursacht. Einige der Hauptgründe dafür, dass Rauchen negative Auswirkungen auf die sexuelle Gesundheit haben kann, sind:

Durchblutungsprobleme: Rauchen ist bekannt dafür, die Blutgefäße zu verengen (Vasokonstriktion). Dies kann den Blutfluss zu den genitalen Regionen beeinträchtigen und somit die Fähigkeit verringern, eine Erektion zu erreichen oder aufrechtzuerhalten. Bei vielen Männern mit erektiler Dysfunktion sind Durchblutungsprobleme ein wesentlicher Faktor. Je mehr geraucht wird und je länger das Rauchen andauert, desto höher ist das Risiko einer erektilen Dysfunktion.

Arteriosklerose: Rauchen trägt zur Bildung von Ablagerungen in den Blutgefäßen bei, die als Arteriosklerose bekannt sind. Diese Ablagerungen können den Blutfluss weiter behindern und das Risiko von Herz-Kreislauf-Erkrankungen, einschließlich erektiler Dysfunktion, erhöhen.

Schädigung der Blutgefäßwände: Die Chemikalien im Zigarettenrauch können die Wände der Blutgefäße schädigen. Dies kann zu Entzündungen und Veränderungen in der Struktur der Blutgefäße führen, was die Durchblutung beeinträchtigt.

Hormonelle Veränderungen: Rauchen kann zu hormonellen Veränderungen führen, darunter eine Abnahme des Testosteronspiegels. Testosteron ist entscheidend für die sexuelle Gesundheit und Libido.

Nervenschäden: Rauchen kann zu Nervenschäden beitragen, was sich auf die sexuelle Empfindung und Reaktion auswirken kann.

Psychische Auswirkungen: Rauchen wird häufig damit entschuldigt, vermeintlich Stress zu kompensieren. Dabei addieren sich zwei negative Effekte: die gefäßverengende Wirkung des Nikotins plus die adrenerge Kreislaufsituation durch Stress selbst. Beides zusammen stellt die Gefäße eng und verschlechtert die Erektionsfähigkeit.

Verminderte Spermienqualität: Rauchen kann die Qualität des Spermas beeinträchtigen, was Auswirkungen auf die männliche Fruchtbarkeit haben kann.

Es ist wichtig zu betonen, dass die Auswirkungen des Rauchens auf die sexuelle Leistungsfähigkeit nicht nur kurzfristig sind, sondern sich im Laufe der Zeit aufbauen können. Das Aufgeben des Rauchens kann die sexuelle Gesundheit verbessern und das Risiko von Komplikationen reduzieren.

Alkohol

Alkoholkonsum, vor allem wenn er exzessiv und regelmäßig ausgelebt wird, kann verschiedene negative Auswirkungen auf die sexuelle Leistungsfähigkeit bei Männern haben. Einige der Einflüsse sind:

Erektile Dysfunktion (Impotenz): Alkohol kann die Fähigkeit beeinträchtigen, eine Erektion zu erreichen und aufrechtzuerhalten. Dies geschieht, weil Alkohol den Blutfluss zum Penis reduzieren kann, was zu einer verringerten Erektionsfähigkeit führt.
Verzögerung der Ejakulation: Übermäßiger Alkoholkonsum kann zu einer verzögerten Ejakulation führen, was die sexuelle Zufriedenheit beeinträchtigen kann.
Libidoverlust: Alkohol kann das sexuelle Verlangen beeinflussen, und übermäßiger Konsum kann zu einem vorübergehenden oder langfristigen Verlust des sexuellen Interesses führen.
Hormonelle Veränderungen: Alkohol kann die Hormonproduktion beeinträchtigen, einschließlich der Reduzierung von Testosteron. Ein niedriger Testosteronspiegel kann die sexuelle Funktion beeinträchtigen.
Nervenschäden: Chronischer Alkoholkonsum kann zu Nervenschäden führen, was sich negativ auf die sexuelle Reaktion auswirken kann.
Geringe sexuelle Leistungsfähigkeit: Alkohol beeinträchtigt die motorischen Fähigkeiten, die Koordination und die allgemeine körperliche Leistungsfähigkeit. Dies kann zu einer geringeren sexuellen Leistungsfähigkeit führen.
Psychische Auswirkungen: Übermäßiger Alkoholkonsum kann zu psychischen Problemen, wie Angstzuständen, Depressionen und Stress führen, die alle die sexuelle Leistungsfähigkeit beeinträchtigen können.
Beziehungsprobleme: Alkoholmissbrauch kann zu Beziehungsproblemen führen, was sich wiederum negativ auf die sexuelle Intimität und Zufriedenheit auswirken kann.

Es ist wichtig zu beachten, dass nicht jeder, der Alkohol konsumiert, zwangsläufig sexuelle Probleme erleben muss. Die Auswirkungen können je nach individueller Toleranz und Menge des Konsums variieren. *Dosis facit venenum*, oder »Die Menge macht das Gift« – das erkannte schon Paracelsus.

Geringer oder gelegentlicher Alkoholkonsum kann das sexuelle Erleben durchaus intensivieren. Durch ein Glas Wein oder Champagner kann die Stimmung angehoben werden, man ist entspannt, die Hemmschwelle sinkt, man lässt sich eher gehen. Alkohol in geringer Menge führt außerdem zu einer verbesserten Durchblutung, auch im Genitalbereich. Deshalb kann

Alkoholkonsum in geringen Mengen zu einer Intensivierung des sexuellen Erlebens führen. Wenn jedoch Alkoholkonsum zu einem Problem wird und zu anhaltenden sexuellen Schwierigkeiten führt, ist es ratsam, professionelle Hilfe in Anspruch zu nehmen. Die Reduzierung des Alkoholkonsums und die Aufnahme gesunder Lebensgewohnheiten können dazu beitragen, die sexuelle Leistungsfähigkeit zu verbessern.

Mythos

HANDYSTRAHLUNG UND SITZHEIZUNG SCHÄDIGEN DIE SPERMIEN

Diese Aussage klingt zwar unwahrscheinlich, ist aber wahr. Sitzheizung und Fruchtbarkeit stehen im Gegensatz zueinander, denn die Hoden sind deshalb außerhalb der Bauchhöhle im Hodensack gelagert, weil ihre Betriebstemperatur normalerweise zwei bis vier Grad Celsius unter der Körpertemperatur liegt. Dies gewährleistet eine optimale Entwicklung der Spermien (Spermiogenese).

Eine Studie unter französischen LKW-Fahrern zeigte, dass die Fahrer, die eine Klimaanlage in ihrer Fahrerkabine hatten, über eine signifikant bessere Spermienqualität verfügten als die, welche ohne Klimaanlage unterwegs waren.[16] Einige Studien zeigen, dass Männer in bestimmten Berufen (Bäcker, Mechaniker, Fahrer) ein höheres Risiko für eine verminderte Spermienqualität haben.[17] Dies ist höchstwahrscheinlich auf eine erhöhte Hodentemperatur zurückzuführen.

Was genau ist schädlich daran? Die Überwärmung hemmt die Spermienentwicklung. Je mehr Hitze besteht und je länger diese einwirkt, umso schlechter ist sie für die Fruchtbarkeit. In diesem Zusammenhang zitiere ich gern ein Fallbeispiel aus der Klinik am Breitenstein in München: Bei einem ärztlichen Kollegen, der täglich zur Entspannung 30 Minuten ein 40 Grad heißes Vollbad nahm, wurde im Spermiogramm eine Azoospermie festgestellt, das heißt, es waren keine Spermien mehr im Ejakulat nachweisbar. Da der Kollege sich wegen Fruchtbarkeitsstörung vorgestellt hatte, wurde ihm empfohlen, auf die heißen Vollbäder zu verzichten. Nach drei Monaten war eine Normalisierung seiner Spermienentwicklung nachweisbar.

Gilt das auch für Frauen?

Nein, denn hier liegen die Eierstöcke im Bauchraum, um eine höhere und konstante Temperatur bei der Entwicklung der Eizellen zu gewährleisten.

Sollten Männer also am besten gar keine Sitzheizung mehr benutzen oder ist »ein bisschen« noch okay?

Natürlich dürfen Männer eine Sitzheizung benutzen, diese kann ja im Hinblick auf die Prostata eher von Vorteil sein. Männer mit Fruchtbarkeitsstörungen oder Kinderwunsch sollten allerdings darauf verzichten.

Das Handy in der Hosentasche erzeugt elektromagnetische Wellen; diese wiederum erzeugen Wärme. Man denke an die Erwärmung des Ohrs, wenn man das Handy bei einem längeren Gespräch daranhält. Die Erwärmung des Gewebes kann eine Einschränkung der Fruchtbarkeit bewirken, deshalb sollte das Handy nicht in der Hosentasche getragen werden, wenn Kinderwunsch besteht.

6

LET'S TALK ABOUT SEX

UND ZWAR OFFEN UND EHRLICH

Über Sex zu reden, ist heute leichter denn je und trotzdem bleiben viele Fragen offen. Wir denken über Sex anders als unsere Eltern. In Zeiten des Internets und der freien Zugänglichkeit von sexuellen Darstellungen und Handlungen haben wir kaum mehr Tabuzonen. Gerade durch die Pornoindustrie ist eine Fehleinschätzung im Hinblick auf sexuelle Bedürfnisse oder sexuelle Leistungsfähigkeit entstanden, welche den Einzelnen häufig verunsichert und unzufrieden zurücklässt. Auch die wahren Bedürfnisse von Mann und Frau werden dadurch oft verzerrt, sodass neue Beziehungen häufig durch Überforderung des Partners oder der Partnerin belastet werden.

PORNOGRAFIE UND SEXUALITÄT

Die Bedeutung der Pornoindustrie in Zeiten des Internets wird durch folgende Fakten klar:[18, 19] Ein Viertel aller Suchanfragen im Internet dreht sich um Pornografie, das sind täglich knapp 70 Millionen Anfragen. Die meisten Pornoproduktionen stammen aus den USA und erwirtschaften dort einen größeren Umsatz als Hollywood-Filme. Im Jahr 2019 wurden alleine 1,36 Millionen Stunden Pornovideo-Material auf der Seite Pornhub hochgeladen, der Umsatz pro Tag beträgt 12,6 Millionen Euro. 43 Prozent aller Internet-User schauen sich Pornoseiten an, 20 Prozent davon auf der Arbeit.

Eine kurze Geschichte der Pornografie

Die Geschichte der Pornografie ist so alt wie die Menschheit selbst. Der Begriff hat einen antiken Ursprung und setzt sich aus zwei altgriechischen Wörtern zusammen, nämlich aus den Worten *pórnē* (»Hure«) und *gráphein* (»schreiben«, »zeichnen«). Tatsächlich gab es sowohl bei den alten Griechen als auch im antiken Rom bereits pornografische Darstellungen des Geschlechtsverkehrs, beispielsweise in Form von Statuen oder auf Wandbildern. Und auch in anderen Teilen der Welt ging man offen und liberal mit Sexualität und deren Darstellung um: Das beweist unter anderem das Lehrbuch der Erotik, das *Kamasutra*, das in Indien zwischen 200 und 300 Jahre nach Christus entstand. Dieses enthält Hunderte detaillierte Beschreibungen und Bilder unterschiedlicher Positionen des Geschlechtsverkehrs, die der Lustgewinnung und Luststeigerung dienen sollten. In Europa war man da sehr viel verklemmter. Bis weit in die Neuzeit hinein fristete Pornografie ein skandalöses, verwerfliches Schattendasein. Die Erfindung der Fotografie im 19. Jahrhundert und später die des Films legten den Grundstein für die Pornografie, wie wir sie heute kennen. Während man in den 1970er-Jahren noch Sex-Kinos besuchen musste, um Pornografie konsumieren zu können, findet man sie heute zur freien Verfügung im Internet.

Durch das Internet haben wir uns zu einer sexualisierten Gesellschaft entwickelt, bei der durch Pornografie zum einen eine große Freizügigkeit im Umgang mit Sexualität entstanden ist, zum anderen aber große Hemmungen beim Einzelnen bleiben. Man möchte sich ja in einer so freien Gesellschaft keine Blöße geben und Schwächen zeigen, deshalb spricht man nicht über Selbstzweifel und quälende Fragen, die im Umgang mit Sexualität entstehen. Deshalb ist es wichtig, sich über Sexualität zu informieren, offen darüber zu sprechen, Wünsche und Vorstellungen klar zu äußern und sich selbst gegenüber ehrlich zu sein, um nicht durch falsche Scham und schlechtes Gewissen im Ausleben der Sexualität gehemmt und blockiert zu sein.

Obwohl Pornos zu schauen, das Liebesleben vieler Menschen positiv beeinflussen kann, gilt hier, wie bei den meisten Konsumgütern: Die richtige Dosis ist entscheidend.

Sucht kann durch zwanghafte Verhaltensweisen ausgelöst werden. Deshalb gehört Pornosucht, wie Spielsucht, zu den Suchterkrankungen. Wenn täglich mehrere Stunden Pornografie konsumiert werden und damit eine Beeinträchtigung der Arbeitsfähigkeit und sozialen Kontaktfähigkeit einhergeht, ist eine Krankheitssituation vorhanden, die behandlungsbedürftig ist. Betroffene sollten sich deshalb ärztlichen Rat und Unterstützung einholen. Diese finden sie in fachärztlichen Praxen für Psychiatrie, Urologie und Andrologie, um Entwöhnungsstrategien zu besprechen. In aller Regel ist eine psychotherapeutische Behandlung erforderlich. Es wird geschätzt, dass etwa fünf Prozent der deutschen Bevölkerung von Pornosucht betroffen sind. Aufgrund der Tabuisierung dieses Themas kann jedoch angenommen werden, dass die tatsächliche Dunkelziffer deutlich höher liegt. In der neuen Klassifikation der Weltorganisation (WHO), dem ICD-11, wurde Pornosucht als Erkrankung unter folgender Bezeichnung neu erfasst: *compulsory sexual behaviour disorder*, übersetzt: »zwanghafte sexuelle Verhaltensstörung« (siehe Seite 188).

ERFKTION UND ANATOMIE – ALLE HARTEN FAKTEN

Ich vergleiche den Erregungsablauf des Mannes gern mit einem komplizierten Uhrwerk, bei dem viele Zahnrädchen störungsfrei ineinandergreifen müssen, damit der (Erregungs-)Mechanismus ungestört ablaufen kann. Anders als das gerade plakativ dargestellt wird, ist der Mann allerdings keine Maschine, bei der man auf einen Knopf drückt und das Glied steif und bereit für den Sexualverkehr wird. Wie kompliziert die Abläufe sind und dass auch bei Männern Empfindungen, Gefühle und übergeordnete Funktionen, wie Impulse aus der Großhirnrinde, eine große Rolle spielen, möchte ich im folgenden Abschnitt erklären.

Nach dem Modell von Masters und Johnson unterscheidet man vier Phasen der sexuellen Reaktion, welche bei Männern und Frauen sehr ähnlich verlaufen:

- Erregungsphase
- Plateauphase
- Orgasmusphase
- Rückbildungsphase

65 Wie funktionieren eine Erektion und ein Orgasmus?

Als zentrales Organ männlicher Sexualität genießt der Penis als Phallus in manchen Kulturkreisen religiösen Charakter und ist zentrales Element der Fortpflanzung, aber auch der Lust und männlichen Identität. Während er im entspannten Zustand eher unauffällig ein Schattendasein genießt, führt seine Stimulation zu einer augenscheinlichen Veränderung durch Bluteinstrom und Füllung der Schwellkörper, die wiederum das Eindringen im Rahmen des Sexualaktes ermöglichen. Im Rahmen der Erregung und zunehmenden Stimulation wird ein komplizierter Mechanismus in Gang gesetzt, der in der Ejakulation, dem Erleben des Orgasmus, seinen Höhepunkt findet.

Hierfür ist zunächst der vermehrte Bluteinstrom in die Schwellkörper des Penis bei gleichzeitiger Drosselung des Blutabflusses verantwortlich. Beim Orgasmus gelangt das Sperma von den Samenblasen in die hintere prostatische Harnröhre und wird nach Verschluss des Blasenhalses durch heftige, rhythmische Kontraktionen der Prostata mit der Anfangsgeschwindigkeit eines Porsches nach außen geschleudert.

Penis und Schwellkörper

Der Penis enthält insgesamt drei Schwellkörper. Die beiden größeren *(Corpora cavernosa)* liegen wie zwei Schläuche seitlich im Penis, der dritte an der Unterseite links und rechts neben der Harnröhre *(Corpus spongiosum)*. Diese kavernenartigen Hohlräume werden nach Stimulation des Penis mit arteriellem Blut prall gefüllt, der Blutabfluss über die Venen wird durch den Bluteinstrom unterbunden, und es kommt zu einer Versteifung des Gliedes im Rahmen der Erektion.

Da der untere Schwellkörper nicht ganz so viel Druck entwickelt, bleibt die Harnröhre während der Erektion offen, sodass das Sperma im Rahmen der Ejakulation hinausgeschleudert werden kann.

Hoden und Hodensack

Der Hoden *(Testis)* und der Hodensack *(Skrotum)* sind Teile des männlichen Fortpflanzungssystems und haben spezifische Funktionen:

Der Hoden umfasst folgende Strukturen:

Hodenkapsel: Das Hodengewebe ist von einer festen Bindegewebskapsel umgeben, die seine Struktur unterstützt und schützt.

Hodenhülle: Die Hoden liegen umgeben von mehreren dünnen Häutchen, den Hodenhüllen, geschützt tief im Inneren des Hodensacks. Ein Flüssigkeitsfilm, der von den Membranen abgesondert wird, ermöglicht, dass sie sich frei innerhalb der Hodenhüllen bewegen können.

Spermienkanälchen: Im Inneren des Hodens befinden sich winzige Röhren, die als Spermienkanälchen bekannt sind. Hier findet die Spermatogenese statt, bei der Spermien produziert werden.

Leydig-Zellen: Zwischen den Spermienkanälchen befinden sich Leydig-Zellen, die das Hormon Testosteron produzieren. Testosteron spielt eine entscheidende Rolle bei der Entwicklung und Aufrechterhaltung der männlichen Geschlechtsmerkmale.

Nebenhoden: Die Nebenhoden sind wie ein aufgerollter Schlauch, der am oberen Teil des Hodens befestigt ist. Hier reifen und lagern die Spermien, während sie auf ihren Transport in den Samenleiter warten.

Die Bildung von Spermien

Die Spermienbildung, auch bekannt als Spermatogenese, ist der Prozess, bei dem männliche Keimzellen, die Spermien, im Hoden gebildet werden. Dieser komplexe Prozess dauert etwa 64 bis 72 Tage. Die grundlegenden Schritte der Spermatogenese sind:

Stammzellen: Der Prozess beginnt mit den Spermatogonien, den Stammzellen, die im Hoden vorhanden sind. Diese Zellen teilen sich in einem Vorgang namens Mitose.

Primäre Spermatozyten: Die Spermatogonien entwickeln sich zu primären Spermatozyten, die dann durch die sogenannte Meiose 1 zu sekundären Spermatozyten werden.

Sekundäre Spermatozyten: In der Meiose 1 teilen sich die primären Spermatozyten in sekundäre Spermatozyten. Dabei reduziert sich die Chromosomenzahl von dem sogenannten diploiden Satz auf einen haploiden Satz.

Spermatiden: Jeder sekundäre Spermatozyt durchläuft die Meiose 2, wodurch vier haploide Spermatiden entstehen.

Reifung der Spermatiden: Die Spermatiden sind noch nicht voll funktionsfähige Spermien. Sie müssen sich weiter entwickeln und reifen, um zu beweglichen, funktionellen Spermien zu werden.

Spermienbildung: Die Reifung erfolgt im Nebenhoden, wo die Spermien ihren Schwanz entwickeln und sich auf die Fortbewegung vorbereiten. Danach wandern die Spermien in den Samenleiter *(Ductus deferens)*, wo sie auf ihren Einsatz warten.

Es ist wichtig zu beachten, dass während der Spermatogenese viele regulatorische Prozesse stattfinden, um sicherzustellen, dass die genetische Information korrekt übertragen wird und funktionelle Spermien entstehen. Hormone wie FSH (follikelstimulierendes Hormon) und LH (luteinisierendes Hormon) spielen eine entscheidende Rolle bei der Regulation der Spermatogenese.

Neben den Spermien produzieren die Leydig-Zellen im Hoden das männliche Geschlechtshormon Testosteron. Es ist das zentrale Hormon männlicher Sexualität und verantwortlich unter anderem für Bartwuchs, Stimmlage, Körperbehaarung und den Muskelaufbau (siehe Seite 84).

Der Hodensack sorgt dafür, dass Hoden und Nebenhoden »wohltemperiert« sind. Denn für die Fruchtbarkeit der Spermien ist es wichtig, dass sie nicht bei der Körpertemperatur von 37 Grad Celsius, sondern eher bei 34 bis 35 Grad Celsius gelagert werden. Dies wird durch die freihängende Position und durch die sehr dehnungsfähige Haut des Hodensacks erreicht. Je nachdem, ob sie sich zusammenzieht oder ausdehnt, wird mehr oder weniger Wärme abgegeben.

Nebenhoden

Sind die Hoden die Spermienfabrik, so sind die Nebenhoden das Lager für die reifen Samenzellen. Sie befinden sich allerdings nicht neben, sondern hinter den Hoden und bestehen aus einem eng gewickelten Röhrensystem.

Die gelagerten Spermien werden darin durch ein Sekret »ruhiggestellt«, bis sie zum Einsatz kommen. Für diesen Zweck werden sie nach oben in Prostata und Samenblasen transportiert. Dauert es damit allerdings zu lange und das Lager droht überzulaufen, kommt es zu einem unwillkürlichen Samenerguss, der meistens im Schlaf erfolgt.

Samenleiter

Samenzellen müssen auf ihrem Weg zum Teil buchstäblich »lange in die Röhre schauen«. Die nächste Röhre ist der circa 30 Zentimeter lange Samenleiter, der Nebenhoden und Harnröhre verbindet. Kurz bevor er in die Harnröhre einmündet, erweitert er sich zu einem Reservoir, wo die einsatzbereiten Spermien Zwischenstation machen. Kurz hinter dieser Raststätte mündet die Samenblase in den Samenleiter. Sie produziert zusammen mit der Prostata eine zuckerhaltige Flüssigkeit, welche die Spermien auf ihrem langen Weg zur Eizelle mit Nahrung versorgt.

Prostata

Die Prostata (Vorsteherdrüse) sitzt unterhalb der Harnröhre. Das kastaniengroße Organ umgibt die Harnröhre wie eine muskuläre Manschette und sorgt dafür, dass die Ejakulation zustande kommt. 80 Prozent des Spermas kommen aus der Prostata (siehe Seite 30). Die Nährstoffversorgung der Spermien, das sogenannte Catering, erfolgt gemeinsam durch die Nährlösung aus Prostata und Samenblasen. Indem sich die Prostata bei der Ejakulation rhythmisch kontrahiert, während sich der Blasenhals verschließt, gibt sie den Spermien den nötigen Schub, um sie mit dem Sperma hinauszuschleudern.

Eine gutartige Vergrößerung der Prostata ist mit zunehmendem Alter ein häufig auftretendes Problem. Etwa jeder zweite Mann ab dem 50. Lebensjahr entwickelt eine gutartige Prostatavergrößerung, medizinisch Benigne Prostatahyperplasie (BPH) genannt (siehe Seite 32). Wiederum die Hälfte der betroffenen Männer muss deshalb eine medikamentöse oder operative Therapie im Lauf des Lebens über sich ergehen lassen. Die Prostatavergrö-

Es braucht mehr als nur sein »bestes Stück« – auch beim Mann beginnt die Sexualität im Kopf

Ist die Lust erst einmal da – sei es durch Berührungen der erogenen Zonen, durch psychische Faktoren oder optische Auslöser – aktivieren Nervenzentren im Gehirn und Rückenmark die zum Penis führenden Nervenbahnen und stimulieren die Freisetzung biochemischer Botenstoffe. Das Zusammenspiel dieser Botenstoffe bewirkt Veränderungen der Blutzufuhr im Penis und führt in der Erregungsphase zur Erektion. Nimmt die Erregung zu, schlägt das Herz schneller und die Atmung wird beschleunigt. Die Erregungsphase kann besonders bei jüngeren Männern unerwartet und schnell auftreten – visuelle Reize oder Duftreize, sexuelle Fantasien oder Berührungen leiten sie ein. Es kommt zur Erektion des Penis, indem sich die Schwellkörper mit Blut füllen, wodurch sich der Penis versteift und hebt.

ßerung führt häufig zu Schwierigkeiten beim Wasserlassen. Dadurch kann es zu einer Verengung des Blasenausgangs im Bereich der prostatischen Harnröhre kommen. Vermehrtes nächtliches Wasserlassen, morgendliche Startverzögerung, Abschwächung des Harnstrahls, Nachträufeln und vermehrter Harndrang können die Folge sein. Gleichzeitig ist die Prostata leider auch das am häufigsten von Krebserkrankungen bei Männern betroffene Organ und deshalb ein wichtiges Zielorgan für die Vorsorgeuntersuchung (Seite 104). Prostatabeschwerden sollten folglich immer Anlass sein, eine urologische Abklärung durchführen zu lassen.

Blut, Gefäße und die Erektion

Der Penis kann nicht wie ein Muskel durch reine Willenskraft kontrolliert werden. Eine Erektion entsteht bei sexueller Erregung immer unwillkürlich durch die präzise Steuerung des Blutflusses im Organ.

Im Ruhezustand (erschlaffter Penis) sind die länglichen Schwellkörper im Penis mit einem Schwamm vergleichbar, dessen Poren weitgehend ungefüllt sind. Dabei fließt genau so viel Blut in die Schwellkörper hinein wie auch wieder herausfließt.

Im Rahmen der Erektion weiten sich die blutzuführenden Gefäße (Arterien), wodurch mehr Blut in die Hohlräume der Schwellkörper einströmt und diese prall auffüllen kann. Durch den entstehenden Druck werden gleichzeitig die blutabführenden Gefäße (Venen) zusammengepresst, sodass weniger Blut ausströmen kann. Es tritt eine vermehrte Muskelspannung auf, im Bereich des Unterleibs, der Schultern, des Nackens und des Gesichts kommt es zu Rötungen, dem sogenannten *Sex Flush*. Die Brustwarzen versteifen sich und werden empfindlicher, der Hodensack zieht sich zusammen, die Hoden werden in Richtung Leistenkanal gezogen.

Plateauphase

Wenn die sexuelle Erregung erfolgt ist, kommt es zu einer Phase, bei der der Blutdruck ansteigt, die Spannung der Muskulatur zunimmt, Puls und Atemfrequenz schneller werden und von den Cowper-Drüsen der hinteren Harnröhre einige Tropfen klarer Flüssigkeit abgesondert werden, die sogenannten Lusttropfen. Diese dienen als Gleitmittel und können bereits vereinzelte Samenzellen enthalten. Aus diesem Grund kann auch beim Coitus interruptus eine ungewollte Schwangerschaft drohen.

Orgasmusphase

Höhepunkt ist der Orgasmus, was aus dem Griechischen übersetzt »Leidenschaft« bedeutet. Mithilfe von Muskelkontraktionen in Prostata und Penis wird dabei das Sperma ausgeschleudert (Ejakulation). Es kommt zu unwillkürlichen Kontraktionen der Gänge des männlichen Genitaltrakts, wie Samenleiter, Samenblasen, Prostata, Harnröhre sowie der umgebenden Muskulatur des Beckenbodens, des Anus, der Peniswurzel und des Penis selbst. Die ersten drei bis vier Kontraktionen erfolgen im Abstand von weniger als einer Sekunde. Die nachfolgenden Kontraktionen werden schwächer und die Abstände länger. Mit dem Orgasmus kommt es zum Nachlassen der Muskel- und Nervenanspannung auf dem Höhepunkt der sexuellen Erregung.

Rückbildungsphase

Nach dem Orgasmus kehren die Geschlechtsorgane in ihren vorherigen, nicht erregten Zustand zurück. Es kommt zur Rückbildung der Erektion mit Abschwellen des Gliedes, Nachlassen der Muskelspannung, Verlangsamung von Atmung und Puls und Rückbildung der Hautrötung.

Unmittelbar nach der Ejakulation kommt es beim Mann zu einer Phase sexueller Reizunempfindlichkeit (Refraktärphase). Während dieser Phase, die unterschiedlich lange dauern kann und vom Alter abhängig ist, ist keine erneute Erektion und kein Orgasmus möglich. Während bei jungen Männern diese Phase zum Teil nach wenigen Minuten vorbei sein kann, ist diese bei älteren Männern durchaus einige Stunden oder Tage lang.

66 Woraus besteht Sperma?

Sperma besteht aus den Samenzellen und der Samenflüssigkeit, die von der Samenblase und der Prostata gemeinsam produziert wird. Die wichtigsten Bestandteile von Sperma sind:

- **Spermien *(Spermatozoen)*:** Die eigentlichen Samenzellen, die für die Befruchtung der Eizelle verantwortlich sind; Spermien werden in den Hoden produziert (Seite 158).
- **Sekret der Hoden:** Dieser Teil des Ejakulats enthält die Spermien und ist reich an Enzymen, die den Durchtritt der Spermien durch den Gebärmutterhals und die Eihülle erleichtern.
- **Prostataflüssigkeit:** Die Prostata, eine Drüse nahe der Blase, gibt eine alkalische Flüssigkeit ab, die die Spermien schützt und aktiviert. Diese Flüssigkeit bildet einen Großteil des Ejakulats.
- **Samenblasenflüssigkeit:** Die Samenblasen, zwei Drüsen neben der Prostata, tragen eine Flüssigkeit bei, die reich an Nährstoffen wie Fruktose ist, um den Spermien Energie für ihre Reise zur Eizelle zu geben.

Während das Sekret der Samenblase zuckerhaltig ist und die Spermien mit Energie für die weite Reise versorgt, erweckt das Sekret der Prostata die Spermien aus deren Ruhezustand. Durchschnittlich werden etwa 2 bis 4 Milliliter Sperma, die 40 bis 160 Millionen Samenzellen enthalten, auf den Weg gebracht.

DIE HÄUFIGSTEN SEXUELLEN PROBLEME

Sexualstörungen bei Männern sind häufig. Das große Problem daran ist, dass man darüber nicht gern spricht. Mehr als 20 Prozent aller Männer über 40 Jahre leiden an Sexualstörungen wie Erektions- oder Ejakulationsstörungen. Dabei reden Männer gern über Sex in der Kneipe, bei der Arbeit und manchmal auch zu Hause. Sie tun sich aber schwer, dann darüber zu sprechen, wenn es mal nicht mehr so rund läuft und Schwächen auftreten.

Nach einer aktuellen Studie, der GeSiD-Studie, welche im *Deutschen Ärzteblatt* veröffentlicht wurde, leiden circa 34 Prozent der Männer und 45 Prozent der Frauen unter einem oder mehreren sexuellen Problemen.[20]

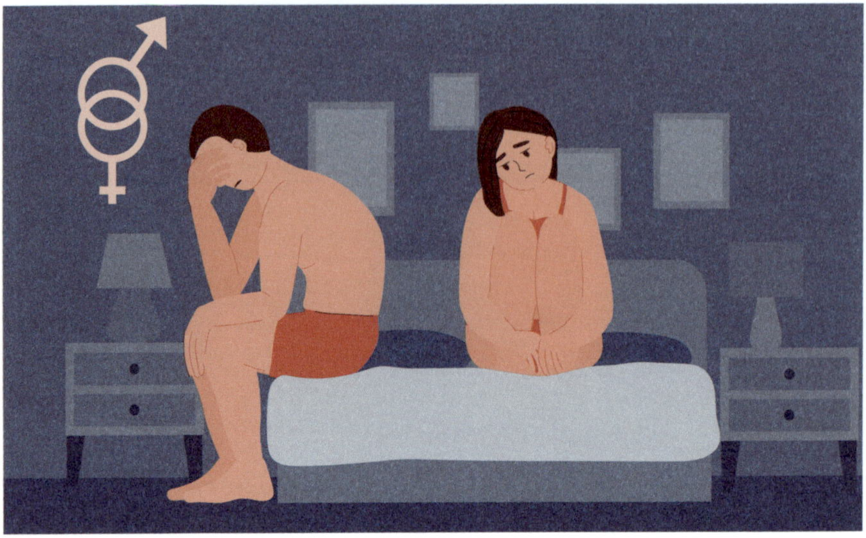

Sexuelle Störungen kommen bei mehr als 20 Prozent aller Männer über 40 Jahren vor.

Dabei waren bei sexuell aktiven Männern Erektionsstörungen mit einem Anteil von 14 Prozent das häufigste Problem, gefolgt von vorzeitiger Ejakulation mit knapp 7 Prozent. Bei Frauen war die häufigste Sexualstörung vermindertes sexuelles Verlangen mit 18 Prozent und 7 Prozent gaben Orgasmusstörungen an. Damit sind Orgasmusstörungen bei Frauen doppelt so häufig wie bei Männern. Erektionsstörungen nehmen mit zunehmendem Lebensalter zu, der vorzeitige Samenerguss nimmt ab.[21]

67 Was hat die erektile Dysfunktion mit dem Herz-Kreislauf-System zu tun?

Braun und Mitarbeiter (2000) fanden in ihrer »Kölner Studie« Erektionsstörungen bei bis zu 20 Prozent ihrer knapp 5000 Teilnehmer, wobei die Häufigkeit abhängig vom Lebensalter war.[22] Zusammenfassend lässt sich sagen, dass mit zunehmendem Lebensalter Erektionsstörungen häufiger werden.

Auffällig ist dabei, dass erektile Dysfunktion häufig im Zusammenhang mit allgemeinmedizinischen Krankheiten (vor allem *Diabetes mellitus*,

Herzerkrankungen und Bluthochdruck) auftritt. Erektionsstörungen jenseits des 40. Lebensjahres können deshalb durchaus ein erster Indikator für eine chronisch-ischämische Herzkrankheit sein. Deshalb gilt auch der Leitspruch: »Der Penis ist die Fahne des Herzens!«

Dies drückt plakativ aus, dass anhand einer verminderten Durchblutung der dünnen Endarterien im Penis mit einem Durchmesser von ein bis zwei Millimetern, periphere Durchblutungsstörungen eher sichtbar werden als an den Herzkranzgefäßen (koronare Gefäße), die einen Durchmesser von drei bis vier Millimetern aufweisen. Leidet ein Mann also an einer Arteriosklerose mit dadurch bedingten Verengungen der Blutgefäße, kann dies zu einer sichtbaren Abschwächung der Erektionsfähigkeit führen. Der Penis hängt auf Halbmast (die Erektion ist nicht mehr so, wie sie von früher her in Erinnerung ist, sondern eher »halblebig«). Das kann selbstverständlich vielfache Ursachen haben, aber eine Abklärung beziehungsweise Untersuchung in einer kardiologischen Praxis ist wichtig, wenn man mittelgradige und schwere Erektionsstörungen bemerkt. Denn in diesem Fall ist das Risiko, innerhalb von fünf Jahren eine kardiovaskuläre Komplikation, wie koronare Herzkrankheit oder Schlaganfall, zu erleiden, um bis zu 50 Prozent erhöht.[23]

Erektionsstörungen können aber insgesamt durch eine Vielzahl körperlicher und psychischer Erkrankungen hervorgerufen werden, wie zum Beispiel Diabetes, Bluthochdruck oder Depressionen. Viele körperliche Erkrankungen bleiben jedoch lange unbemerkt, da sie anfangs keine Schmerzen oder sonstigen Symptome verursachen. Erektionsstörungen sind daher oftmals ein erstes äußeres Anzeichen für eine solche Grunderkrankung. Daneben beeinflussen auch Faktoren wie Altern, Medikamenteneinnahme oder der Lebensstil die Potenz in wesentlichem Maße.

68 Welche Faktoren können die Erektionsfähigkeit beeinträchtigen?

Von Verletzungen über chronische Krankheiten bis zu Eigenarten des individuellen Lebensstils – es gibt zahlreiche Faktoren, die Einfluss auf die Sexualfunktion des Mannes haben. Werfen wir einen genaueren Blick darauf.

Zuckerkrankheit

Etwa die Hälfte aller Personen mit »Altersdiabetes« (Typ-2-Diabetes oder *Diabetes mellitus*) ist von Erektionsstörungen betroffen. Je länger der Zeitraum bis zur Diagnose eines Diabetes währt, umso ausgeprägter sind die Schäden an Gefäßen, Nerven und Muskeln und damit auch die Häufigkeit erektiler Dysfunktion. Der erhöhte Zuckeranteil im Blut kann die Blutgefäße schädigen. Und hier sind insbesondere die den Penis versorgenden Gefäße schon früh von Verengungen und einem Verlust an Elastizität betroffen. Durch die anhaltende Mangeldurchblutung können auch die Penisnerven in Mitleidenschaft gezogen werden, da deren Versorgung mit Sauerstoff und Nährstoffen nicht mehr ausreichend erfolgt. Ankommende Nervenreize aus dem Gehirn können dann die Schwellkörper nicht mehr erreichen.

Auch die »Feinsteuerung« der Blutgefäße bei der Erektion wird beeinträchtigt, da die Freisetzung des gefäßerweiternden Stickstoffmonoxids (NO) gestört ist. Daraus resultiert eine verminderte Entspannung der Gefäßmuskulatur und der Bluteinstrom in den Penis kann sein notwendiges Ausmaß nicht erreichen.

Bluthochdruck und andere Herz-Kreislauf-Erkrankungen

35 Prozent der Männer mit hohem Blutdruck leiden unter Erektionsstörungen. Bei Verengungen der Herzkranzgefäße liegt der Anteil der Betroffenen noch höher. Vielleicht fragst du dich, ob sexuelle Aktivität bei Herz-Kreislauf-Erkrankungen denn nicht gefährlich ist. Sexuelle Aktivität ist wie leichte bis moderate sportliche Aktivität zu beurteilen. Deshalb gibt es eigentlich keine Einschränkungen bei bestehenden Herz-Kreislauf-Erkrankungen. Ausnahme allerdings sind akute Ereignisse, wie Herzinfarkt oder Schlaganfall. Hier ist unbedingt ein ausreichender zeitlicher Regenerationsabstand zu beachten, bevor man wieder sexuell aktiv wird. Insbesondere die Einnahme von Potenzmitteln wie Sildenafil (Viagra) sollte für mindestens drei Monate nach dem Ereignis unterbleiben und nur nach Rücksprache mit dem behandelnden Arzt oder der Ärztin wieder aufgenommen werden. Herz-Kreislauf-Versagen im Zusammenhang mit Sexualität ist seltener als angenommen – statistisch gesehen sind morgendliches Aufstehen und der Straßenverkehr wesentlich gefährlicher.

Fettstoffwechselstörungen

Für hohe Cholesterinspiegel gibt es eine ganze Reihe von Einflussfaktoren. Neben der Vererbung spielen hier vor allem fettreiche Ernährung und Bewegungsmangel eine Rolle. Hohe Blutfettwerte verursachen keine akuten Beschwerden, führen aber auf längere Sicht durch Ablagerungen an den Wänden der Blutgefäße zu Verengungen (Atherosklerose). Hierfür sind insbesondere auch die Penisarterien anfällig und können dann die für eine Erektion notwendige Blutzufuhr nicht mehr gewährleisten.

Chronische Nieren- und Lebererkrankungen

Da die Nieren den Flüssigkeitshaushalt des Körpers regulieren, wird bei ungenügender Nierenfunktion nicht genügend Flüssigkeit ausgeschieden, was den Blutdruck steigen lassen kann.

Die Leber bildet Vorstufen des Testosterons. Chronische Lebererkrankungen, wie zum Beispiel Leberzirrhose, können daher dazu führen, dass die Erektionsfähigkeit sinkt. Darüber hinaus baut die Leber die auch beim Mann vorkommenden weiblichen Geschlechtshormone (Östrogene) ab. Kann die Leber dies nicht mehr gewährleisten, kommt es zu einem Östrogenüberschuss. Der Körper des Mannes verweiblicht dann (etwa Brustwachstum) und auch die Erektionsfähigkeit lässt nach.

Erkrankungen des zentralen Nervensystems

Bei Erkrankungen wie Multipler Sklerose, Parkinson oder Alzheimer kann die Nervenleitung gestört sein. Zudem kann auch die Hirnanhangsdrüse, die Leitzentrale für den Hormonhaushalt des Körpers, in Mitleidenschaft gezogen werden, wodurch das Sexualhormon Testosteron nicht mehr in ausreichendem Maße gebildet wird (siehe Seite 46).

Hormonstörungen

Störungen des Hormonhaushalts sind eher selten die Ursache für Erektionsprobleme. An erster Stelle stehen hier Schädigungen der Hirnanhangsdrüse, die etwa durch Tumore und Entzündungen im Gehirn, aber auch durch Erkrankungen wie Multiple Sklerose, Parkinson oder Alzheimer-Demenz ausgelöst werden können. Die Hirnanhangsdrüse als Leitzentrale für den Hormonhaushalt des Körpers reguliert auch die Testosteronbildung. Wird zu wenig Testosteron gebildet, sind der sexuelle Trieb und die Erektionsfähigkeit beeinträchtigt. Aber auch eine Unterfunktion der Schilddrüse *(Hypothyreose)* kann eine Erektionsstörung zur Folge haben.

Psychische Erkrankungen

Bei psychischen Erkrankungen, wie Depressionen oder Schizophrenie, ist häufig die Balance zwischen bestimmten Botenstoffen im Gehirn gestört. Bei Depressionen kommt es oftmals zu einem Gefühl innerer Leere, Verzweiflung und Schlafstörungen, aber auch zu sexuellen Störungen. Bei Männern ist dabei die gedämpfte Lust auf Sex mit Erektionsstörungen verbunden.

Operationen oder Unfälle

Insbesondere bei Eingriffen an der Prostata, aber auch bei anderen Operationen im Bereich des Unterleibs, können versehentlich Nerven oder Gefäße zerstört und so die Erektionsfähigkeit beeinträchtigt werden. Das gilt auch für Unfälle, die beispielsweise zu Beckenbrüchen oder Verletzungen des Rückenmarks führen.

Altern

Die Sexualität kann sich mit zunehmendem Alter ändern: Eventuell dauert es etwas länger, bis es zu einer Erektion kommt, oder es wird mehr Stimulation benötigt als in jüngeren Jahren. Eine erektile Dysfunktion ist jedoch keine normale Alterserscheinung, wie manche Männer glauben. Statistisch gesehen leiden ältere Männer aber häufiger an einer erektilen Dysfunktion, weil bei ihnen die Risikofaktoren und chronische Erkrankungen häufiger sind, die eine solche Störung auslösen können (siehe Seite 163).

Medikamente

In einzelnen Fällen können Erektionsstörungen auch durch Arzneimittel hervorgerufen werden. Ob ein Medikament eine solche Nebenwirkung besitzt, kann nicht verallgemeinert werden. Hier gilt es, mit der Ärztin oder dem Arzt darüber zu sprechen, ob ein verwendetes Arzneimittel Ursache der Erektionsstörung sein kann und ob ein Präparatwechsel sinnvoll ist. Auf keinen Fall aber solltest du eigenständig ein Medikament absetzen, denn dies kann schwerwiegende Folgen haben.

Lebensstil

Auch Rauchen und übermäßiger Alkoholkonsum können zu Erektionsstörungen führen (siehe Seite 147). Während dies beim Rauchen auf die Verengung und Verhärtung der Blutgefäße zurückzuführen ist, liegen die Ursachen beim Alkohol wahrscheinlich in dessen Einfluss auf das Gehirn. Stress kann ebenfalls für Erektionsstörungen verantwortlich sein, da der auf Daueralarm geschaltete Körper nicht die notwendige Entspannung zulässt, die für die Lust und Leidenschaft notwendig ist.

69 Warum ist eine urologische Untersuchung bei einer Erektionsstörung sinnvoll?

Hinter Erektionsstörungen verbergen sich häufig andere, chronische Krankheiten, wie Diabetes, Bluthochdruck oder Fettstoffwechselstörungen. Diese Probleme bleiben vielfach lange unbemerkt, da sie anfangs keine Schmerzen oder sonstigen Symptome verursachen. Erektionsstörungen jedoch sind oftmals ein erstes äußeres Anzeichen für eine solche Grunderkrankung. Leider gehen bislang nur etwa zehn Prozent der Betroffenen wegen einer Erektionsstörung zum Arzt. Deshalb zögere nicht und suche eine urologische oder andrologische Praxis auf, wenn du Schwierigkeiten mit der Erektion hast.

Neben den körperlichen Risiken bergen Erektionsstörungen auch Gefahren für die Partnerschaft. Denn wenn es im Bett nicht mehr klappt, leidet häufig das Selbstwertgefühl und viele Paare ziehen sich mehr und mehr voneinander zurück. Sei daher offen und ehrlich mit deiner Partnerin oder deinem Partner und sprich über die Probleme.

Wie bei jedem Arztbesuch wird die Ärztin oder der Arzt zunächst genau erfragen, welche aktuellen Beschwerden vorliegen und ob möglicherweise andere Krankheiten bekannt sind. Wichtig ist dann die Untersuchung der Genitalorgane. Um eine anhand dieser Befunde vermutete Diagnose zu bestätigen, sind eventuell noch Blut- oder Urinuntersuchungen sinnvoll oder notwendig.

Das offene Gespräch

Um sich einen Einblick in die Problematik zu verschaffen, führt die Ärztin oder der Arzt zunächst ein ausführliches Gespräch mit dem Patienten. Durch das Gespräch erhält die Ärztin oder der Arzt wichtige Informationen über Ausmaß und mögliche Ursachen der Erektionsstörungen. Ein offenes Gespräch ist eine wichtige Voraussetzung für die weitere Diagnosestellung und die Auswahl der geeigneten Behandlungsmethode. In dem ärztlichen sexualmedizinischen Gespräch darf es keine Tabus geben. Neben genauen Informationen zum Auftreten der Erektionsstörungen wirst du zu Lustempfinden und Verlangen, nächtlichen Spontanerektionen, aber auch chronischen Grunderkrankungen, Medikamenteneinnahme, Qualität der Partnerschaft, sportlicher und beruflicher Belastung befragt. Bei einer gründlichen sexualmedizinischen Anamnese soll der Mann in seiner Gesamtheit und nicht nur in seiner Sexualfunktion beleuchtet werden, um mögliche Begleiterkrankungen auszuschließen, die sich durch eine Erektionsstörung bemerkbar machen können.

Wie ich eingangs schon erwähnte: Der Mann ist keine Maschine, bei der man auf ein Knöpfchen drückt und eine Erektion entsteht, sondern dieser Prozess gleicht eher einem feingliedrigen Uhrwerk, bei dem jedes Zahnrad ineinandergreifen muss, um einen ungestörten Erektionsablauf zu ermöglichen.

Mögliche Fragen der Ärztin oder des Arztes sind:

- Seit wann liegt die Erektionsstörung vor?
- Wie häufig bist du sexuell aktiv?
- Wann hattest du das letzte Mal Geschlechtsverkehr?
- Hat dein sexuelles Verlangen nachgelassen?
- Hast du Erektionen während des Schlafs und beim Erwachen am Morgen?

- Tritt eine Erektion in bestimmten Situationen (Urlaub, Erotikfilm) häufiger ein?
- Bist du im Bereich des Beckens oder an der Prostata operiert worden?
- An welchen anderen (chronischen) Erkrankungen leidest du?
- Welche Medikamente nimmst du ein?
- Wie reagiert deine Partnerin oder dein Partner auf deine Potenzprobleme?
- Gibt es besondere Ereignisse im Beruf oder Privatleben, die mit dem Eintreten der Erektionsstörungen zusammenfallen?
- Fühlst du dich körperlich müde und antriebslos?

Körperliche Untersuchung

An das Gespräch schließt sich eine körperliche Untersuchung an. Diese kann eine allgemeine körperliche Untersuchung mit Abtasten von Penis, Hoden und Nebenhoden sowie eine Tastuntersuchung der Prostata bei Männern über 40 Jahre oder auch eine Ultraschalluntersuchung (Sonografie) der Hoden und eventuell der Prostata umfassen.

Laboruntersuchung

In einer Blutprobe werden möglicherweise folgende Werte bestimmt:

- **Hormone:** Testosteron, SHBG (Sexualhormonbindendes Globulin, siehe Seite 47), freies Testosteron, Gonadotropine (luteinisierendes Hormon [LH], follikelstimulierendes Hormon [FSH]), Prolaktin, DHEA, Östradiol, Thyreoidea-stimulierendes Hormon (TSH)
- **Blutfette:** Cholesterin, HDL, LDL, Triglyzeride
- **Weitere Messwerte:** Blutzucker, Leber- und Nierenwerte

Bei der Urinuntersuchung wird in aller Regel zunächst mit einem Teststreifen der Urin auf Eiweiß, rote Blutkörperchen (Erythrozyten), weiße Blutkörperchen (Leukozyten) mit Nitrit (Spaltprodukt von Bakterien) und pH-Wert untersucht. Weiterführende Untersuchungen können mit dem Mikroskop oder mithilfe spezieller Laborgeräte maschinell erfolgen.

Grundlagen einer Behandlung

Vor der Therapie steht die Diagnose! Nach umfassender Untersuchung und diagnostischer Abklärung stehen zur Behandlung der erektilen Dysfunktion zahlreiche Medikamente und Behandlungsmethoden zur Verfügung. Dein Urologe oder deine Urologin wählt auf der Basis der erhobenen Befunde individuell für jeden Patienten die beste Therapieoption aus. Nicht immer ist eine medikamentöse Therapie erforderlich. Manchmal sind nach einer gründlichen Untersuchung eine Änderung des Lebensstils und eine gute sexualmedizinische Beratung schon ausreichend, um nach Ausschluss von organischen Ursachen (körperlichen Erkrankungen) Ängste zu beseitigen und den Start in ein befreites Sexualleben wieder zu ermöglichen.

Wenn keine körperlichen Erkrankungen als mögliche Ursache der erektilen Dysfunktion festzustellen sind, ist diese Störung bei jungen Männern meist bedingt durch Versagensangst: Je mehr man die Partnerin oder den Partner begehrt, umso mehr setzt sich der Betroffene unter Druck und kann durch diese Stresssituation ein komplettes Versagen erleben. Dieses löst gerade bei jungen Patienten häufig Ängste aus – dahingehend, man könnte vielleicht impotent sein und damit die große Liebe verlieren. Solche Ängste sind beim überwiegenden Anteil der jüngeren Männer mit einer Erektionsstörung der Fall. Man möchte es seiner Partnerin oder seinem Partner beweisen, dass man «seinen Mann steht«. Schon kommt der Stressfaktor hinzu; die Angst bewirkt eine Adrenalinausschüttung und damit eine Verengung der dünnen Arterien in der Endstrombahn. Das Ergebnis: Der Kreislauf zentralisiert sich, das heißt, die großen Blutgefäße und damit die großen Organe werden stärker durchblutet und somit wird das Blut aus den kleineren Arterien der Peripherie abgezogen. Als Folge kommt es auch zum Erektionsverlust oder zur Abschwächung der Erektion.

Je öfter diese Situation erlebt wird, umso mehr kommt der Stressfaktor mit ins Spiel. Deshalb kann in dieser Situation ein offenes Gespräch, eine Erklärung über die Zusammenhänge bereits eine wertvolle Hilfestellung sein, um offen mit seinem Partner oder seiner Partnerin die Probleme zu besprechen. Unter Umständen ist hier eine sexualtherapeutische Behandlung hilfreich. Außerdem können niedrig dosierte PDE-5-Hemmer oder eine längerfristige Einnahme von klinisch erprobten pflanzlichen Wirkstoffen (siehe Anhang, Seite 240) in Verbindung mit intensivem Intervalltraining eine deutliche Verbesserung der sexuellen Leistungsfähigkeit bewirken. Es kommt zum Lernen am Erfolg und damit zum Abbau der Angst und einer befreiten Sexualität.

Sexualtherapie

Sind Erektionsstörungen in erster Linie seelisch bedingt, etwa bei sexuellen Traumata, Missbrauch oder Partnerschaftsproblemen, kann eine Sexualtherapie mit Beratung, Verhaltenstherapie, Paar- oder Gruppentherapie oder Psychoanalyse im Vordergrund stehen. Leider sind Sexualtherapie-Praxen meist ausgebucht und es gibt lange Wartezeiten, um einen Termin zu erhalten. Gleichwohl gilt: Der Körper ist keine Maschine, Körper und Geist gehören zusammen, und deshalb ist eine psychologische Unterstützung bei Erektionsproblemen immer eine gute Basis, um langfristig wieder in eine gute Partnerschaft zurückzufinden und Versagensängste abzubauen.

Behandlung mit Pflanzenstoffen

Der chinesische Raupenpilz, Ashwagandha, *Tribulus terrestris* aus Südostasien und auch Maca (eine Heilpflanze der Inkas) beinhalten Pflanzenwirkstoffe, die zumindest bei leicht oder mäßig ausgeprägten Erektionsstörungen eine positive Wirkung auf Libido und sexuelle Leistungsfähigkeit zu haben scheinen. Wie bereits auf Seite 136 (Frage 58) erläutert wurde, konnte im Rahmen einer 2023 publizierten klinischen Studie, dem Menfit® Power Trial, nachgewiesen werden, dass bei regelmäßiger Einnahme des Nahrungsergänzungsmittels über drei Monate eine Verbesserung der Erektionshärte, eine Zunahme der Libido und der sexuellen Leistungsfähigkeit bei über 70 Prozent der Probanden auftraten.[24] Deshalb können auch pflanzliche Wirkstoffe bei geringen oder mäßigen Erektionsstörungen durchaus geeignet sein, die sexuelle Leistungsfähigkeit zu verbessern.

Medikamentöse Therapie

Durch die Einführung von Viagra in den 1990er-Jahren wurde in der Therapie der erektilen Dysfunktion eine Tür aufgestoßen. Die Substanz Sildenafil gilt neben anderen ähnlichen Arzneimitteln als sogenannter PDE-5-Hemmer.

Dabei ist wichtig zu wissen, dass es sich um ein Arzneimittel mit entsprechenden Nebenwirkungen handelt. Die Verordnung setzt voraus, dass gesundheitliche Risiken ärztlicherseits ausgeschlossen sind. Ich warne deshalb dringend vor dem Einkauf im Internet und der unkontrollierten Einnahme von Potenzmitteln, ohne vorher einen ärztlichen Rat eingeholt zu haben.

PDE-5-Hemmer funktionieren sozusagen nach dem Prinzip: »Durch Blockade zur Balance«. Eine Erektion entsteht durch das Füllen der Schwellkörper des Penis mit Blut. Bei sexueller Erregung entspannt sich die Muskulatur der Gefäße, sodass diese sich weiten. Der Blutfluss und damit die Blutfüllung der Schwellkörper nehmen zu. Gleichzeitig mindert sich der Blutabfluss, da die abführenden Venen durch die gefüllten Schwellkörper verengt werden. Der Penis wird steif.

Zu Erektionsproblemen kommt es, wenn Nerven oder Blutgefäße, die an diesem Prozess beteiligt sind, nicht mehr richtig funktionieren. Die Folge ist: Die Gefäßmuskelzellen können sich nicht entspannen und der Blutstrom in den Penis bleibt unverändert gering.

In diesen Prozess greifen die PDE-5-Hemmer zielgerichtet ein. Diese Medikamente sorgen dafür, dass das Enzym PDE-5 den gefäßerweiternden Botenstoff cGMP nicht mehr abbauen kann. Hierdurch steigt die cGMP-Konzentration so weit an, dass sich die Muskelzellen in den Gefäßwänden entspannen können. Die Gefäße erweitern sich, mehr Blut kann in den Penis einströmen und das Glied versteift sich.

PDE-5-Hemmstoffe sind hochwirksame, verschreibungspflichtige Arzneistoffe, die bei Vorliegen einer erektilen Dysfunktion verordnet werden können. Die Tabletten werden etwa 30 Minuten vor der geplanten sexuellen Aktivität und am besten auf nüchternen Magen eingenommen. Die Präparate sind in aller Regel gut verträglich. Treten doch einmal Nebenwirkungen auf, werden diese meist durch die gefäßerweiternde Wirkung verursacht. Dazu zählen etwa Kopfschmerzen, Schwindel, Gesichtsrötung oder auch eine verstopfte Nase.

Achtung: Zu beachten ist, dass alle Arzneistoffe aus der Reihe der PDE-5-Hemmstoffe nicht gemeinsam mit Nitraten und NO-Donatoren gegeben werden dürfen, wie sie zum Beispiel Herzpatienten manchmal erhalten. Bei gleichzeitiger Einnahme kann es sonst zu einem starken Blutdruckabfall kommen, der durchaus eine akute Gefahrensituation nach sich ziehen kann. Deshalb ist es wichtig, dass du in der Sprechstunde Auskunft über deine Medikamente gibst.

Schwellkörper-Autoinjektionstherapie

Bei dieser Methode – abgekürzt mit SKAT – wird mit einer sehr feinen Nadel der Wirkstoff Alprostadil in die Penisschwellkörper injiziert, worauf es nach 10 bis 15 Minuten zu einer Entspannung der Gefäßmuskelzellen kommt, sodass sich die Penisarterien erweitern. Die hervorgerufene Erektion bleibt je nach Dosierung etwa eine halbe bis eine Stunde lang bestehen, unabhängig von sexueller Stimulation oder Samenerguss. Wenn es im Fall einer Überreaktion zu einer Dauererektion kommt, die nach vier Stunden noch immer nicht abgeklungen ist, muss rasch ärztliche Hilfe aufgesucht werden, da sonst die Schwellkörper dauerhaft geschädigt werden könnten. Dein Urologe oder deine Urologin muss vor einer Selbstanwendung immer zunächst die individuelle Dosis dieses Wirkstoffs für dich festlegen, was eine Testung in der urologischen Praxis voraussetzt. Es ist eine effektive und fast immer wirksame Methode, die insbesondere für Personen mit schweren Gefäßerkrankungen oder nach Prostataoperationen exzellent geeignet ist. Deshalb gilt: Nicht gleich die Flinte ins Korn werfen, sondern sich mit der SKAT-Methode vertraut machen, wenn Viagra und Co nicht mehr funktionieren.

Vakuumpumpe

Dieses einfache, auch Vakuum-Erektionshilfe genannte Verfahren wird insbesondere dann empfohlen, wenn entweder eine medikamentöse Behandlung der Erektionsstörung nicht erfolgen kann oder wenn nach vorausgegangener Operation Potenzmittel wie PDE-5-Hemmer nicht wirksam sind. Bei diesen mechanischen Vorrichtungen wird über einen Zylinder,

der mit einem Elektromotor gekoppelt ist, ein Unterdruck erzeugt, bei dem der Penis in den Zylinder hineingesaugt wird und sich mit Blut füllt. Ist das Glied steif, wird ein Gummiring, der über den Zylinder gezogen wurde, über die Penisbasis abgestreift und verhindert somit den Blutabfluss. Dieses einfache Verfahren ist hervorragend geeignet, insbesondere nach Prostataoperationen, um ohne medikamentöse Einnahme wieder eine stabile Erektion zu erzielen.

Erektionsring oder Cockring

Durch den Erektionsring wird der Blutabfluss aus dem steifen Glied verhindert. Bereits im Mittelalter wussten die jungen Gespielinnen reicher, florentinischer Kaufleute, dass durch Kompression der Peniswurzel mit den Fingern die Erektion länger stabil und die Erektionshärte erhalten bleibt. Ähnlich funktioniert der Erektionsring. Auf dem Markt gibt es heute Erektionsringe, oder sogenannte Cockringe, welche auch als Sexspielzeug eingesetzt werden und so für die nötige Standfestigkeit sorgen können. Diese Gummiringe oder Bänder werden im erigierten Zustand über den Penis gestreift und schnüren den Blutabfluss an der Peniswurzel ab. Die Ringe können auch über Penis und Hodensack gezogen werden, sodass hier der komplette Blutabfluss unterbunden wird. Das Anlegen dieser Ringe für 30 bis maximal 60 Minuten ist unproblematisch. Länger sollten sie auf keinen Fall angelegt werden, da sonst Gewebeschädigungen infolge der verminderten Durchblutung auftreten können.

70 Was versteht man unter einem vorzeitigen Samenerguss?

Der vorzeitige Samenerguss, oder wissenschaftlich *Ejaculatio praecox*, ist die häufigste Sexualstörung beim Mann. Dabei ist die Beschreibung »vorzeitig« kein willkürliches oder persönliches Empfinden, sondern die wissenschaftliche Definition von vorzeitigem Samenerguss basiert auf bestimmten Kriterien. Gemäß der Definition der International Society for Sexual Medicine (ISSM) muss vorzeitige Ejakulation die folgenden Kriterien erfüllen:

Ejakulation erfolgt wiederholt vor oder kurz nach dem Eindringen: Dies bedeutet, dass die Ejakulation regelmäßig vor oder innerhalb von etwa einer Minute nach dem Penetrationsversuch stattfindet.
Mangel an Kontrolle über die Ejakulation: Der Mann hat das Gefühl, wenig Kontrolle über den Zeitpunkt der Ejakulation zu haben und kann die Ejakulation nicht willentlich verzögern.
Negative Auswirkungen auf die sexuelle Zufriedenheit oder das sexuelle Wohlbefinden: Die vorzeitige Ejakulation führt zu emotionalen Belastungen, Frustration oder Interferenzen mit der sexuellen Zufriedenheit oder dem sexuellen Wohlbefinden des Mannes oder seiner Partnerin oder seines Partners.

Man geht davon aus, dass etwa bis zu 20 Prozent der Männer bisweilen oder dauerhaft an einem vorzeitigen Samenerguss leiden. Da daraus sexuelle Frustration und Belastung in der Partnerschaft resultieren können, ist hier fachärztliche qualifizierte Beratung für Betroffene dringend zu empfehlen.

Ursachen einer vorzeitigen Ejakulation

Der vorzeitige Samenerguss ist ein häufiges sexuelles Problem bei Männern. Die genauen Ursachen können vielfältig sein und oft ist es eine Kombination mehrerer Faktoren. Mögliche Ursachen für vorzeitigen Samenerguss sind:

- **Psychologische Faktoren:** Leistungsdruck, Angst vor Versagen oder andere Stressfaktoren können zu vorzeitigem Samenerguss beitragen. Aber auch Probleme in der Beziehung, Kommunikationsprobleme oder Konflikte können sexuelle Funktionen beeinflussen.
- **Biologische Faktoren:** Störungen im neurologischen System können die Kontrolle über die Ejakulation beeinträchtigen. Dabei gibt es auch Hinweise darauf, dass genetische Faktoren eine Rolle spielen können.
- **Hormonelle Faktoren:** Ein Ungleichgewicht von Hormonen, insbesondere niedrige Serotoninwerte im Gehirn, kann vorzeitige Ejakulation begünstigen.

- **Erektile Dysfunktion (ED):** Männer mit ED können versuchen, den Geschlechtsverkehr zu beschleunigen, um eine Erektion aufrechtzuerhalten.
- **Frühkindliche Erfahrungen:** Negative sexuelle Erfahrungen in der Kindheit oder Adoleszenz können Auswirkungen auf die sexuelle Funktion im Erwachsenenalter haben.
- **Entzündliche Erkrankungen und Infektionen:** Entzündungen oder Infektionen im Bereich der Prostata oder der Harnwege können vorzeitige Ejakulation verursachen.

Der vorzeitige Samenerguss kann das sexuelle Zusammenleben im Rahmen der Partnerschaft erheblich stören. Verlustängste des Mannes, das Gefühl, den eigenen Orgasmus nicht richtig zu erleben oder die Partnerin oder den Partner nicht richtig befriedigen zu können, führen zu einer erheblichen psychischen Belastung. Aus Angst vor dem erneuten Versagen wird das Vorspiel häufig verkürzt, Orgasmusstörungen der Partnerin oder des Partners oder Schmerzen mangels ausreichender Stimulation sind die Folge. Partnerschaftsprobleme bis hin zum Einstellen jeglicher gemeinsamen sexuellen Aktivität können daraus resultieren.

Untersuchungsmöglichkeiten

In der Diagnose des vorzeitigen Samenergusses spielt der intravaginale Ejakulationslatenzzeit-Test (IELT) eine wichtige Rolle. Bei diesem Verfahren wird die Zeit zwischen dem Eindringen des Penis in die Vagina und dem Beginn der Ejakulation gemessen. Durchschnittlich beträgt die IELT etwa fünf bis sieben Minuten. Wenn ein Mann regelmäßig innerhalb von etwa einer Minute nach dem Eindringen oder vorher ejakuliert und dies als belastend empfindet, wird dies als vorzeitiger Samenerguss betrachtet. Es ist wichtig zu beachten, dass dies keine starre Regel ist und die individuelle Wahrnehmung von vorzeitigem Samenerguss von Person zu Person unterschiedlich sein kann.

Wenn vorzeitiger Samenerguss zu Beziehungsproblemen oder persönlichem Leid führt, wird empfohlen, professionelle Hilfe in Anspruch zu nehmen. In einer ärztlichen oder sexualtherapeutischen Praxis können eine genaue Diagnose gestellt und geeignete Behandlungsansätze vorgeschlagen werden. Neben den unten aufgeführten therapeutischen Maßnahmen ist häufig auch eine Partnertherapie angezeigt.

71 Gibt es Methoden gegen einen frühzeitigen Samenerguss?

Viele Wege führen nach Rom: So kann man die unterschiedlichen Herangehensweisen bei vorzeitigem Samenerguss beschreiben. In erster Linie erfolgt eine sexualmedizinische Beratung, um den Betroffenen eine verhaltenstherapeutische Maßnahme mit auf den Weg zu geben, damit sie die Kontrolle über ihre Ejakulation zurückgewinnen.

Stopp-und-Start-Technik: Man kann sich den Erektionsverlauf auf einer Skala von eins bis zehn vorstellen: Bei eins beginnt die Erektion, bei zehn kommt es zur Ejakulation. Ich empfehle deshalb zunächst durch Masturbation das Glied so zu stimulieren, dass es auf der oben genannten Skala zu einer Erregung mit Grad sieben oder acht kommt. Wenn man merkt, dass man sich dem Höhepunkt nähert, sollte man wieder mit der Stimulation nachlassen, sodass die Erregung wieder abflaut bis zu einem Grad drei bis vier. Ich vergleiche das mit Wellenreiten und empfehle, zwischen diesen Erregungsstadien drei bis acht möglichst auf- und abzuschwingen, um dann zum großen Finale bei Grad zehn zu ejakulieren.

Sobald man selbst Kontrolle über die Ejakulation erreicht hat, empfehle ich, die gleiche Vorgehensweise mit der Sexualpartnerin oder dem -partner zu üben. Dabei sollte man Zeichen vereinbaren, wie das Heben der Hand. An diesem Punkt wird die Stimulation unterbrochen, bis die Erregung abbaut, und dann wieder erneut begonnen. Dieser Vorgang wird mehrfach wiederholt, bis eine Ejakulation ausgelöst wird. So gewinnt man langsam die Kontrolle über die Orgasmusauslösung und lernt somit, seine Sexualität und seine Ejakulation besser zu kontrollieren.

Squeeze-Technik (nach Masters und Johnson): Kurz vor Erreichen des Unvermeidlichkeitspunkts der Ejakulation wird der Penis herausgezogen und durch Quetschen der Eichel mit zwei Fingern durch den so gesetzten

Schmerzreiz in seinem Erregungsablauf unterbrochen. Dadurch wird der Orgasmus und somit der verfrühte Samenerguss verhindert.
Lokalanästhesie der Eichel: Lokalanästhesierende Cremes sind in Sex-Shops und Apotheken erhältlich, sie werden etwa 15 Minuten vor sexueller Aktivität auf die Eichel aufgetragen. Wichtig ist, dass die Creme wieder abgewaschen wird, bevor man in die Partnerin oder den Partner eindringt, da sonst die Lustempfindung des Gegenübers beeinträchtigt wird.

Medikamentöse Behandlung

Hier kommen folgende Medikamente in Betracht:
PDE-5-Hemmer wie Sildenafil: Neben der Zunahme der Penisdurchblutung verhindern diese Präparate (Viagra und Co) das Einpressen des Ejakulats in die hintere Harnröhre und damit die Auslösung der Ejakulation. Sie sind deshalb auch hilfreich, selbst wenn keine durchblutungsbedingten Erektionsstörungen vorliegen.
Serotonin-Antagonisten: Diese Medikamente namens Dapoxetin oder Sertralin werden zum Teil auch als Antidepressiva eingesetzt. Als Begleiteffekt verzögern sie die Ejakulation. Die Wirkstoffe haben zum Teil erhebliche Nebenwirkungen, wie Übelkeit oder Verminderung der Fahrtüchtigkeit, und dürfen ausschließlich nach ärztlicher Verordnung eingenommen werden.

72 Welche Gründe gibt es für eine verzögerte Ejakulation?

Von einer verzögerten Ejakulation spricht man, wenn das Erreichen des Orgasmuspunkts und das Auslösen der Ejakulation für den Mann mit erheblichen Schwierigkeiten verbunden ist und erst nach einer sehr langen Stimulation erfolgt. Die für die Betroffenen oft sehr belastende Störung kann durchaus zu einem sehr langen und für beide Partner anstrengenden Sexualakt führen, der nicht selten über 30 Minuten und länger gehen kann. Folgende Ursachen kommen hierfür in Betracht:
Psychische Faktoren: Fühlt man sich unter Druck gesetzt (»Ich muss meinen Orgasmus bekommen«), führt dies zu einer inneren Anspannung

und Erwartungshaltung, die gerade das Gegenteil bewirkt. Sex kommt aus dem Bauch heraus; sobald der Geist versucht, die Sexualfunktionen zu dominieren, gibt es häufig Probleme.

Medikamentöse Faktoren: Sehr häufig sind Medikamente, wie Psychopharmaka, Antidepressiva und Neuroleptika, Antihypertonika oder Alphablocker, für Verzögerungen oder Ausbleiben der Ejakulation verantwortlich.

Neurologische Erkrankungen: Erkrankungen des Nervensystems, wie Nervenentzündungen (Polyneuropathien), Erkrankungen des Spinalkanals oder des Gehirns (entzündlich oder tumorös), können Störungen der Ejakulation auslösen.

73 Ist es normal, dass mein Penis manchmal nicht so hart wird?

Der Mann ist keine Maschine – eine Erektion funktioniert nicht, indem man aufs Knöpfchen drückt und das Glied steht. Die Erektionsfähigkeit ist ein komplexer Vorgang, der ein Zusammenspiel von verschiedenen Organsystemen voraussetzt (siehe Seite 156). Ich vergleiche das Ganze, wie bereits erwähnt, gern mit einem feingliedrigen Uhrwerk. Hier greifen alle Rädchen ineinander; wenn eines an einer Stelle klemmt, stört das den natürlichen Erektionsablauf.

Die Erektionshärte des Penis hängt in erster Linie mit der Qualität der peripheren Durchblutung zusammen. Krankheitsbedingte arterielle Durchblutungsstörungen oder auch Stress oder Nikotin führen zu einer sogenannten Vasokonstriktion, einer Engstellung der Arterien. Der Stress ist insofern relevant, als es dadurch zur Ausschüttung von Adrenalin kommt. Adrenalin bereitet den Körper auf die Flucht vor, das heißt die Blutstrombahn in peripheren Organen wird eingeengt, das Blut wird in die große Muskulatur (Beine und Arme) gepumpt. Auf der Flucht braucht der Mann keine Erektion, sondern er muss davonlaufen können. Der gleiche Mechanismus entsteht, wenn wir im Beruf oder in unserem sozialen Umfeld starkem psychischem Stress ausgesetzt sind. Adrenalin wird aus der Nebenniere ausgeschüttet, Finger und Füße werden kalt und auch die Erektion lässt unter diesen Bedingungen manchmal zu wünschen übrig. Das Glied wird nicht mehr richtig hart, sondern ist »halblebig«. Aus diesem Grund berichten auch viele Männer mit beginnenden oder vorübergehenden Erektionsstörungen, dass es im Urlaub viel besser klappen würde und sie ganz spontan wieder normal Sex haben könnten.

Insgesamt gilt: Was gut ist für den Kreislauf, ist gut für die Potenz. Ausdauertraining, insbesondere Intervalltraining und gegebenenfalls Gewichtsreduktion, sind Maßnahmen, die helfen, die periphere Durchblutung anzuregen und damit in Verbindung mit einer gesunden Lebensweise die Ausgangsbasis für gute Erektionen zu verbessern. Alltägliche Stressfaktoren, die unvermeidbar sind, gilt es zu kompensieren – etwa durch Yoga, Meditation oder Ausdauersport. Das sind die besten Voraussetzungen, um in einer guten Partnerschaft ein glückliches und zufriedenes Sexualleben zu genießen.

74 Wie kann ich meine Erektion länger aufrechterhalten?

Um zu erreichen, dass eine Erektion nicht so schnell nachlässt, kann man selbst für zwei wichtige Funktionen sorgen: eine verbesserte Durchblutung und einen stärkeren Beckenboden.

Die Durchblutung verbessern

Die Qualität der Erektion setzt eine gute periphere Durchblutung voraus. Deshalb ist als erste Maßnahme ein regelmäßiges Ausdauertraining wichtig, am besten ein Intervalltraining. Ob man dabei joggen geht, Rad fährt oder rudert, ist völlig egal; der Puls sollte dabei aber in die anaerobe Ausdauerzone kommen (siehe unten). Es sollten alle fünf Minuten Intervalle von circa 30 Sekunden im Maximalpulsbereich eingestreut werden. Zu empfehlen sind Trainingseinheiten, die dreimal die Woche 30 Minuten Ausdauertraining beinhalten.

Für ein optimales Ergebnis solltet ihr wissen, wie sich der aerobe Ausdauerpuls berechnen lässt. Die Formel hierfür basiert oft auf der maximalen Herzfrequenz (MHF).

- Maximale Herzfrequenz: 220 minus Lebensalter
- Ausdauerpuls: 180 minus Lebensalter

Die Herzfrequenz im aeroben Training liegt normalerweise zwischen 60 und 80 Prozent des Maximalpulswertes.

Den Beckenboden kräftigen

Der Beckenboden ist aus verschiedenen Muskeln zusammengesetzt, er bildet sozusagen das Widerlager einer harten Erektion. Je kräftiger der Muskeltonus ist, umso mehr werden die Venen komprimiert, die zum Blutabfluss aus dem Schwellkörper führen. Der männliche Beckenboden besteht aus einer Gruppe von Muskeln, Sehnen und Bändern, die den Boden des Beckens unterstützen und eine wichtige Rolle bei verschiedenen Funktionen spielen. Zum männlichen Beckenboden gehören:

- **Levator ani:**
  - *Pubococcygeus* (PC-Muskel): Dieser Muskel verläuft von der Vorderseite des Beckenbodens zum Steißbein.
  - *Iliococcygeus*: Dieser Muskel liegt hinter dem PC-Muskel und ist Teil des Levator-ani-Muskels.
- ***Ischiococcygeus:*** Dieser Muskel bildet den hinteren Teil des Levator-ani-Muskels und verläuft vom Sitzbeinhöcker zum Steißbein.
- **Perineum-Muskulatur:**
  - *Bulbospongiosus:* Dieser Muskel umschließt die Unterseite des männlichen Penis und spielt eine Rolle bei der Steuerung des Urinstroms und der Ejakulation.
  - *Ischiocavernosus:* Dieser Muskel befindet sich an den Seiten des Penis und ist am Erektionsprozess beteiligt.

Die Muskeln des männlichen Beckenbodens unterstützen wichtige Funktionen, wie die Kontrolle von Blase und Darm und die sexuelle Funktion (insbesondere Erektion und Ejakulation). Zudem stützen sie die inneren Organe im Beckenraum.

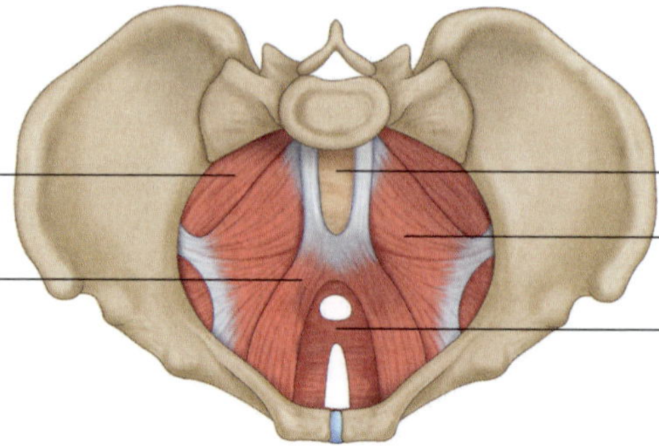

Der Beckenboden ist eine Muskelplatte, die die Organe im Unterleib und Bauchraum hält.

Wie bereits erwähnt, gibt es verschiedene Übungen, um den Beckenboden zu kräftigen. Die Effektivsten sind:

- **Isometrische Übungen:** Kneife den Schließmuskel und Anus zusammen, so als würdest du den Harnstrahl unterbrechen wollen, halte die Spannung 15 Sekunden. Wiederhole diese Übung circa 15-mal in zwei Blöcken pro Tag.
- **Schulterbrücke**: Lege dich auf den Rücken, hebe mit der Kraft der Bauch- und Gesäßmuskulatur das Becken nach oben Richtung Decke und halte die Spannung für 2 Sekunden. Auch diese Übung sollte 15-mal wiederholt werden.
- **Treppensteigen:** Egal, ob es die Stufen im Büro sind oder der Stepper im Fitnesscenter – durch die nach oben drückende Bewegung kommt es zu einer vermehrten Durchblutung und zu einer Kräftigung der Beckenmuskulatur.
- **Fahrradfahren:** Auch Radfahren ist das perfekte Beckenbodentraining, allerdings setzt dies den richtigen Sattel voraus: Dieser sollte im Bereich des Damms und der Prostata eine Aussparung besitzen, um Druck auf die Peniswurzel und die begleitenden Nervenäste, die zum Schwellkörper führen, zu verhindern. Deshalb gilt: Radfahren ist gut für die Potenz, allerdings nur mit einem geeigneten Sattel.

75 Wieso wird mein Penis manchmal steif, obwohl ich es gerade gar nicht möchte?

Spontanerektionen sind sozusagen der Prüflauf der Natur. Der Schwellkörper im Penis ist ein komplexes Gefäßmuskelorgan, das regelmäßig gedehnt werden muss, um seine Elastizität und Durchblutungsfähigkeit zu erhalten. Deshalb sind nächtliche Spontanreaktionen ein wichtiger Indikator dafür, dass die Erektionsfähigkeit noch gegeben ist.

Insbesondere bei jungen Männern kann es durch sexuelle Fantasien oder den Anblick von erotischen Bildern zu einer Erektion kommen. Diese kann hart und lang anhaltend sein und ist manchmal nur durch eine Ejakulation wieder zum Abklingen zu bringen. Dies ist allerdings im Alltag manchmal schwierig zu bewerkstelligen, und deshalb sollte die Erektion im Notfall durch Ablenkung, zum Beispiel durch eine kalte Dusche, ein Lauf um den Block oder die Vorstellung von eher »abtörnenden Situationen«, zum Abklingen gebracht werden.

Selten gibt es allerdings auch spontane Erektionen, die nicht mehr abklingen – die sogenannte Dauererektion oder »Priapismus« genannt. Davon spricht man, wenn eine holzharte Erektion auftritt, die selbst nach mehreren Stunden nicht mehr spontan abklingt. Diese urologische Notfallsituation ist spätestens nach fünf Stunden dringend behandlungsbedürftig, da sonst bleibende Schäden des Schwellkörpers resultieren können. Neben einer medikamentösen Behandlung, dem Abziehen von Blut aus dem Schwellkörper, kann in seltenen Fällen auch eine operative Behandlung der Dauererektion erforderlich werden. Ursächlich dafür können systemische Erkrankungen, Psychopharmaka, Überdosierung erektionsfördernder Medikamente, aber auch vorausgegangene Unfälle mit Beckenbeteiligung sein.

76 Wie kann ich meine Libido steigern?

Es gibt mehrere Möglichkeiten, die Libido zu erhöhen – von optischen Reizen, wie dem Anschauen von Pornofilmen, über offene Gespräche in der Partnerschaft bis zur Einnahme pflanzlicher Präparate oder einer Hormontherapie bei Testosteronmangel.

Sex und Erotik Raum geben

Sex ist eine bunte Spielwiese und wir sollten erotischen Fantasien in unserem Sexleben Raum geben. Man sollte offen mit seiner Partnerin oder seinem Partner über sexuelle Wünsche und Vorlieben sprechen. Routine ist ein Sexkiller. Deshalb sollte Abwechslung in das Sexleben gebracht werden. Das können Rollenspiele und Sexspielzeug sein. Das kann auch das gemeinsame Ansehen eines Pornos sein, um die sexuelle Fantasie anzuregen, das Sexleben abwechslungsreicher zu gestalten und Sex anders auszuleben. Unter Umständen ist auch der Besuch eines Tantra-Workshops, um Körperlichkeit und Nähe zu erfahren, hilfreich, wenn man gemeinsam den Wunsch hat, Hemmungen zu überwinden und Sexualität neu zu erleben.

Testosteron

Ein zentrales Element für die Libido ist das männliche Hormon Testosteron. Ein ausreichender Hormonspiegel gewährleistet in der Regel ungebremste Lust auf Sex. Bei Testosteronmangel ist das erste frühe Warnzeichen das Nachlassen der Libido. Wenn Fußball wichtiger wird als Sex, sollten die Alarmglocken schrillen und man sollte beim nächsten Besuch bei der Urologin oder beim Urologen seinen morgendlichen Testosteronwert bestimmen lassen. Dies geschieht insbesondere bei jüngeren Männern in der Regel zwischen 8 und 10 Uhr morgens, da es eine Tagesrhythmik gibt: Am Morgen treten hohe Testosteronwerte auf, wodurch die Lust auf Sex erhöht wird, und am Abend geht der Körper wiederum in die Ruhephase über und der Testosteronspiegel sinkt wieder ab.

Muskeltraining

Durch regelmäßiges Geräte- und Hanteltraining kann durch Aufbau der Muskelmasse der sogenannte Grundumsatz erhöht und die Testosteronproduktion um bis zu 30 Prozent gesteigert werden. Deshalb gilt: Krafttraining ist gut für die Hormonreserven, Ausdauertraining ist gut für die

Potenz. Zu empfehlen sind dreimal die Woche 30 Minuten Kraft- und 30 Minuten Ausdauertraining!

Fasten

Durch Weglassen des Abendessens, zum Beispiel im Rahmen einer 16-Stunden-Diät, kommt es zu nächtlichem Unterzucker und einer vermehrten Stimulation der Nebenniere und Hypophyse. Dadurch werden von der Hirnanhangsdrüse Gonadotropine ausgeschüttet, das heißt Hormon-Botenstoffe, die den Hoden das Signal geben, mehr Testosteron zu produzieren. Heutzutage gilt Fasten als die Top-Anti-Aging-Diät, da es hilft, die Hormonproduktion zu stimulieren.

Pflanzenstoffe – Aphrodisiaka

Schon immer haben Menschen auf der ganzen Welt mit Drogen und Pflanzenstoffen experimentiert, um eine Steigerung der sexuellen Lust zu erzielen. Ein großes Wissen darüber stammt aus traditionellen Medizinkulturen, wie Ayurveda und chinesischer Medizin. Viele dieser pflanzlichen Wirkstoffe werden in rituellen Handlungen wie Tantra und Kamasutra eingesetzt.

77 Warum habe ich keine Lust auf Sex?

Wenn die Lust auf Sex nachgelassen hat, können organische Erkrankungen, wie chronische Grunderkrankungen, aber auch Themen wie zu viel Stress und zu viel Arbeit eine Rolle spielen. Der Mensch ist keine Maschine – Sex auf Knopfdruck funktioniert nicht und auch die Libido bleibt auf der Strecke, wenn man vielleicht einen 16-Stunden-Arbeitstag hat und kaum noch seine Ruhezeiten einhalten kann. Die Libido und das erotische Knistern hängen aber auch von dem erotischen Spannungsfeld zwischen den Partnern ab. Deshalb sind entsprechende erotische Signale, wie Reizwäsche, ein Erotik-Dinner, das Einlassen auf eine neue Situation (Sex in einer ungewohnten Umgebung – vielleicht mit dem Reiz, entdeckt zu werden, oder an Plätzen, an denen man noch nie Sex hatte) bei fehlender Lust möglicherweise hilfreich.

Die erste Maßnahme, wenn Lustlosigkeit über einen längeren Zeitraum beobachtet wird und eventuell schon Spannungen in der Beziehung entstanden sind, ist eine gründliche urologische oder andrologische Abklärung.

78 Ich habe zu viel Lust auf Sex – leide ich unter Sexsucht?

Lust auf Sex zu haben, ist normal, sonst wäre das Leben auch langweilig. An sich sind Sexualität und das damit verbundene Verlangen ein ganz natürlicher und gesunder Bestandteil des menschlichen Lebens. Beides kann sehr unterschiedlich stark ausgeprägt sein – je nach Geschlecht, Alter, Lebensphase und Lebensumständen sowie individuellen Neigungen und Bedürfnissen. Krankhaft wird es dann, wenn zwanghafte sexuelle Handlungen oder die ständige Beschäftigung mit sexuellen Inhalten den Alltag beeinflussen und unter Umständen eine Belastung im Beruf oder in der Beziehung darstellen.

Nimmt der Drang nach sexueller Stimulation oder Befriedigung so starke Ausmaße an, dass Betroffene ihr sexuelles Verhalten trotz negativer Konsequenzen über einen längeren Zeitraum nicht mehr kontrollieren können, spricht man von Sexsucht (Hypersexualität).

Eine Sexsucht, auch als zwanghafte Sexualverhaltensstörung bezeichnet, kann auf verschiedenen sexuellen Aktivitäten basieren: zwanghafter Geschlechtsverkehr, exzessives Masturbieren, ausgeprägter Konsum von Pornografie, Telefon- oder Cybersex. Ein starker Sexualtrieb oder das häufige Durchführen sexueller Handlungen begründen allein jedoch noch keine Hypersexualität. Eine zwanghafte Sexualverhaltensstörung kann aber vorliegen, wenn solche wiederholten sexuellen Aktivitäten zum zentralen Fokus im Leben werden. Entscheidend für die Diagnose ist der wiederholte und andauernde Kontrollverlust über das eigene Sexualverhalten trotz drohender oder bereits eingetretener negativer Folgen. Kontrollverlust bedeutet, dass mehrfach und über einen Zeitraum von mindestens sechs Monaten erfolglos versucht wurde, die sexuellen Impulse zu kontrollieren und die sexuellen Aktivitäten zu reduzieren.

Bei den Betroffenen verursacht ihr Sexualverhalten erhebliche Belastungen und/oder deutliche Verschlechterungen im persönlichen, familiären, sozialen oder beruflichen Bereich oder in anderen wichtigen Funktionsbereichen. Es führt zur Vernachlässigung der eigenen Gesundheit sowie anderer persönlicher Belange und Verantwortlichkeiten. Aus dem Sexualverhalten resultiert zudem wenig oder keine Befriedigung.

Da das Krankheitskonzept der Sexsucht neu ist, gibt es noch wenig Daten zur Häufigkeit der Erkrankung. In einer US-amerikanischen Internet-Befragung aus dem Jahr 2019 erfüllten 8,6 Prozent der 2300 Teilnehmenden bestimmte Screeningkriterien für eine zwanghafte sexuelle Verhaltensstörung. Männer waren häufiger als Frauen betroffen und Menschen mit sehr hohem oder sehr niedrigem Einkommen häufiger als solche mit mittlerem Einkommen.

Sexsüchtig – so sieht die Behandlung aus

Zunächst ist es wichtig herauszufinden, ob sich hinter einem ausgeprägten Sexualverhalten tatsächlich eine manifeste Erkrankung verbirgt. Dabei können die zahlreichen lokalen Suchtberatungsstellen in ganz Deutschland eine sehr gute erste Anlaufstelle sein, etwa das Weiße Kreuz.

Mythos

MÄNNER WOLLEN MEHR SEX ALS FRAUEN

Diese Aussage kann bei manchen Beziehungen oder vielmehr auf manche Personen zutreffen, aber verallgemeinern lässt sich das natürlich nicht. Unsere sexuellen Bedürfnisse haben sich über Jahrhunderte nicht wesentlich geändert. Liebe, Leidenschaft, Romantik und sexuelles Begehren sind Reaktionen auf chemische Botenstoffe, die vom Gehirn gesteuert werden.

Sie haben viel Erfahrung dabei, Betroffenen unterschiedlicher Suchterkrankungen Wege aus der Sucht aufzuzeigen und sie auf diesem Weg zu begleiten und zu unterstützen. Wenn sich der Verdacht auf Sexsucht bestätigt, sollte durch eine Psychotherapie mit konsequenter Verhaltenstherapie die Sucht angegangen werden. Dies könnte zum Beispiel auch beinhalten, dass man auf sein Smartphone verzichtet und sich ein älteres Modell zulegt oder seinen Internetkonsum einschränkt und sich damit eine Enthaltsamkeit im Hinblick auf Pornokonsum auferlegt. Eine Paar- und Verhaltenstherapie kann Beziehungen bei Sexsucht retten. Deshalb ist es wichtig, aufmerksam das eigene Verhalten zu hinterfragen und im Zweifel ärztlichen Rat einzuholen.

Prostata- und Dammmassage

Die Prostata ist das Sexorgan des Mannes (siehe Seite 29) – eine Tatsache, die den meisten Männern leider völlig unbekannt ist. Auf die Frage, wofür die Prostata gut sei, höre ich oft die Antwort: Die Prostata ist zum Pinkeln da. Dabei bildet die Prostata in Wirklichkeit 80 Prozent der Samenflüssigkeit und ist dafür verantwortlich, dass bei der Ejakulation das Sperma nach vorne herausspritzt, indem durch die Kontraktion dieser Muskeldrüse das Ejakulat zusammen mit den Spermien hinausejakuliert wird.

Die rektale Untersuchung der Prostata ist meist kein Lusterlebnis, aber für jeden gesundheitsbewussten Mann ein bekanntes und zwingend notwendiges Verfahren, um Prostatakrebs oder Entzündungen der Prostata zu erkennen. Bei der Prostatamassage wird die Flüssigkeit aus der Prostata in die hintere Harnröhre hineingemolken. Dies ist manchmal bei differenzierten bakteriologischen Untersuchungen wichtig, um Keime im Ejakulat nachzuweisen.

Allerdings gehört die Prostatamassage in der urologischen Sprechstunde eher der Vergangenheit an, denn die Untersuchung des Ejakulats auf Bakterien ist der Prostatamassage ebenbürtig und leichter zu bewerkstelligen. Im Rotlichtmilieu werden Prostatamassagen als sexuelle Spielvariante angeboten. Diese werden in der Regel im Rahmen des Sexualakts durchgeführt und intensivieren den Orgasmus, wenn bei Eintreten der Ejakulation die Prostata zusätzlich stimuliert wird.

Mythos

MÄNNER HABEN KEINEN G-PUNKT

Der Begriff »männlicher G-Punkt« wird oft verwendet, um auf die Prostata zu verweisen, die Drüse, die sich unterhalb der Harnblase befindet und eine zentrale Rolle im Hinblick auf Sexualität und Fortpflanzung spielt. Die Prostata produziert etwa 80 Prozent der Spermaflüssigkeit. Durch rhythmische Kontraktionen der Prostata beim sexuellen Höhepunkt kommt es zum Samenerguss, der Ejakulation. Damit ist die Prostata das zentrale Sexorgan des Mannes.

Die Prostata wird manchmal als der »männliche G-Punkt« bezeichnet, da ihre Stimulation häufig als lustvoll empfunden wird und zu intensiveren Orgasmen führen kann. Die Stimulation der Prostata erfolgt in der Regel mit dem Finger oder Sex Toys vom After aus und wird als Prostatamassage bezeichnet. Es ist wichtig zu beachten, dass nicht alle Männer die Stimulation der Prostata mögen oder praktizieren; es ist eine persönliche Vorliebe. Einige Männer finden diese Art der Stimulation angenehm und berichten von intensiveren Orgasmen, während andere dies nicht bevorzugen.

Wenn jemand Interesse an der Prostatastimulation hat, ist es wichtig, vorsichtig vorzugehen und sicherzustellen, dass alle Beteiligten sich wohl und entspannt fühlen. Die Verwendung von Gleitmittel und geeigneten Hilfsmitteln kann helfen, das Erleben angenehmer zu gestalten.

79 Kann häufiges Ejakulieren meine Hoden-, Penis- oder Prostatagesundheit beeinflussen?

Einer amerikanischen Studie zufolge scheint festzustehen, dass häufiger Geschlechtsverkehr und Masturbation beziehungsweise eine häufige Ejakulation offensichtlich vor Prostatakrebs schützen.[25] Das Ergebnis der großangelegten US-Studie, die von Michael Leitzmann und seinem Team durchgeführt wurde, gibt einer Untersuchung australischer Forscher Recht. Diese waren im Juli 2003 ebenfalls zum Schluss gekommen, dass häufige Ejakulation vor Prostatakrebs schütze. Demnach entwickelten Männer, die rund 21-mal im Monat ejakulierten, um ein Drittel seltener Prostatakrebs als die Referenzgruppe, die etwa vier- bis siebenmal im Monat einen Samenerguss hatte. »Weitere Untersuchungen müssten noch folgen, aber eines scheint bei beiden Studien deutlich zu werden: Regelmäßige Ejakulationen schützen vor Prostatakrebs«, so der Studienleiter Graham Giles.[26]

Mythos

HÄUFIGES MASTURBIEREN FÜHRT ZU EREKTIONSSTÖRUNGEN

Dieser Mythos ist falsch. Durch Masturbation wird letztendlich der Penis stimuliert und es kommt zu einer Erektion und damit zu einer verbesserten Durchblutung und Dehnung der Schwellkörper. Durch regelmäßige Stimulation, sexuelle Aktivität oder auch Masturbation wird der Penis mit frischem, sauerstoffreichem Blut versorgt und damit die Erektionsfähigkeit eher verbessert.

Masturbation für eine gesunde Sexualität

Wie häufig jemand masturbiert, variiert stark von Person zu Person, und es gibt keine festgelegte »normale« Häufigkeit. Masturbation ist eine normale und gesunde sexuelle Aktivität, die von vielen Menschen praktiziert wird. Es gibt jedoch einige wichtige Punkte zu beachten:

Individuelle Unterschiede: Jeder Mensch hat unterschiedliche sexuelle Bedürfnisse und ein verschieden stark ausgeprägtes Verlangen. Daher ist die Häufigkeit der Masturbation von Person zu Person unterschiedlich.

Keine festen Regeln: Es gibt keine festen Regeln oder Normen für die Häufigkeit der Masturbation. Solange sie nicht den Alltag und das tägliche Leben stört, gilt Masturbation im Allgemeinen als völlig normal.

Kontext beachten: Die Häufigkeit der Masturbation kann auch vom Lebenskontext abhängen. Zum Beispiel können Stress, Langeweile oder emotionale Faktoren die Häufigkeit beeinflussen.

Gesunde Sexualität: Solange die Masturbation nicht zu Beeinträchtigungen in anderen Lebensbereichen führt, ist sie Teil einer gesunden Sexualität.

Es ist wichtig zu betonen, dass Masturbation nicht schädlich, sondern Bestandteil eines normalen Sexuallebens ist. Sie hat positive Auswirkungen auf die sexuelle Gesundheit, einschließlich Stressabbau und Verbesserung des Schlafs. Probleme können jedoch entstehen, wenn die Masturbation das tägliche Leben beeinträchtigt, zu Beziehungsproblemen führt oder zwanghaft wird.

80 Kann mein Sperma schlecht riechen?

Der Geruch von Sperma wird häufig in der Literatur wie Kastanienblütenduft beschrieben. Sperma kann aber in der Tat übel riechen. Das hat unterschiedliche Gründe.

Bei bakteriellen Infektionen der Harnröhre, Prostata oder Samenblasen mit Geißeltierchen *(Protozoen)*, wie *Gardnerella* oder *Trichomonaden*, wird Ammoniak gebildet, der einen stechenden, fischigen Geruch auslöst (siehe Seite 212). Dies tritt bei Frauen zwar häufiger auf und wird dann als »Aminkolpitis« bezeichnet, aber auch bei Männern sind solche Infektionen möglich und können zu einem sehr unangenehmen Geruch führen.

Durch längere sexuelle Inaktivität kann das Sperma ebenfalls einen abgestandenen und unappetitlichen Geruch entwickeln. Das Sperma dickt ein und wird deutlich viskoser, was zum Teil zu Schmerzen bei der Ejakulation führen kann. Das Ejakulat kann dann in Extremfällen wie Kitt aussehen und bei den Betroffenen während einer Ejakulation regelrecht Schmerzen auslösen.

In jedem Fall gilt: Bei schlechtem Geruch des Spermas sollte eine bakteriologische Untersuchung des Ejakulats erfolgen. Dafür ist eine urologische Praxis die geeignete Anlaufstelle. (Weitere Informationen findest du dazu auch auf www.sexamed.com.)

Mythos

SPERMA RIECHT NACH DEM VERZEHR VON ANANAS BESSER

Um es vorwegzusagen, dieser Mythos ist kein Mythos! Die Ananas enthält ein wertvolles Enzym, Bromelain, das geeignet ist, die Viskosität des Spermas zu senken, das heißt das Ejakulat wird dünnflüssiger. Gleichzeitig hat dieses Enzym einen entzündungshemmenden Effekt. Außerdem wurde in Studien festgestellt, dass nach Konsum von größeren Mengen Ananassaft das Sperma einen süßlichen, lieblichen Geschmack entwickelt.

Ein Beispiel für moderne Sexualforschung zu diesem Thema liefert die Arbeit der Hamburger Psychologin und Sexualtherapeutin Angelina Borgaes. Sie widmete sich der Fragestellung, welchen Einfluss bestimmte Nahrungsmittel auf den Geruch und Geschmack des Spermas haben. Sie konnte 50 Frauen für diese Studie zur Verkostung gewinnen. Im Normalfall hat das Sperma einen milchig-salzigen, leicht nussigen bis kastanienblütenartigen Duft. Nachdem die Männer fünf Gläser Bier getrunken hatten, empfanden die Probandinnen das Ejakulat bereits als schal, fade und abgestanden. Auch Knoblauch überträgt seinen Geschmack auf den Geruch des Spermas und kann zu einer unangenehmen Duftnote führen. Medikamente haben ebenfalls einen negativen Einfluss auf den Geruch und Geschmack des Spermas. Nach der Einnahme von Aspirin wurde das Sperma als herb und bitter bezeichnet.[35]

81 Was bedeuten Beschwerden während des Geschlechtsverkehrs?

Unwohlsein bis hin zu Schmerzen während des Geschlechtsverkehrs können durchaus auftreten. Dies kann an speziellen Stellungen beim Sex liegen, bei denen der Penis unter Umständen starker Dehnung oder Kompression ausgesetzt ist. Natürlich kann auch intensive manuelle oder orale Stimulation zu einem starken Reizgefühl im Bereich des Penis führen, welcher bei zu harter Stimulation auch als Schmerz empfunden werden kann.

Daneben gibt es krankhafte Veränderungen, wie Penisverkrümmungen im Rahmen einer IPP (*Induratio penis plastica*, dies wurde bereits auf Seite 24 besprochen), welche mit einer narbigen Abschnürung des Penisschafts oder einer Verkrümmung verbunden sind und beim Sexualakt zu Schmerzen oder Erektionsverlust führen können.

Bei zu intensiver sexueller Stimulation kann es zu einer Entzündung der Lymphgefäße kommen, was eine sogenannte Lymphangitis oder Morbus Mondor zur Folge haben kann. Hierbei werden die Lymphbahnen entlang des Penisschafts dick wie Bleistiftminen und sind rund um die Eichelfurche spürbar. Diese Überreizung klingt von selbst wieder ab, wenn ein paar Wochen Sexpause eingehalten werden.

Glücklicherweise selten, aber durchaus auch möglich, ist die sogenannte Penisfraktur. Dabei kommt es durch einen heftigen Widerstand bei erigiertem Penis zu einer Ruptur der Schwellkörper. Die Betroffenen beschreiben den Moment der Fraktur als »Peitschenknall«. Im direkten Gefolge kommt es zu einer starken Einblutung in den Penisschaft. Diese Situation ist ein urologischer Notfall, eine umgehende Untersuchung und Behandlung in der Klinik sind zwingend notwendig. Die Penisfraktur wird im Volksmund häufig auch als »Penisbruch« bezeichnet. Anders als ein Knochenbruch wird jedoch nichts durchbrochen, wie der Name vermuten lässt. Vielmehr kommt es bei der Penisfraktur zu einem Stauchungstrauma mit Einriss der Schwellkörperhülle und Einblutung in den Penisschaft.

82 Ist es normal, dass ich Schwierigkeiten habe, zum Höhepunkt zu kommen?

Sex kommt aus dem Bauch heraus. Wenn der Kopf sich einschaltet, ist es schon zu spät. Dies gilt auch für Ejakulationsstörungen. Männer, die zwanghaft unbedingt zum Orgasmus kommen wollen, sind so verspannt, dass der Orgasmus trotz intensivster Bemühungen häufig ausbleibt. Eine größere Serie von Untersuchungen an der Columbia University New York City zeigte, dass insbesondere bei Single-Männern mit längerem intensiven Masturbationsverhalten eine intravaginale Ejakulation schwierig werden kann.[27] Männer mit sehr häufigem und zum Teil langjährigem intensivem Masturbationsverhalten sind auf harte direkte Stimulation konditioniert und erreichen so die Orgasmus-Reizschwelle über eine rein vaginale oder orale Stimulation nicht mehr. Zu behandeln ist diese sogenannte intravaginale Anorgasmie am besten durch sexualmedizinische Partnertherapie. Wichtig ist hierbei, das gegenseitige Verständnis für die sexualmedizinische Grundproblematik zu wecken. Änderungen des Masturbationsverhaltens, Veränderungen des Vorspiels und der Sexualtechniken sind hier sehr hilfreich.[28]

Zunehmend gewinnt in der sexualtherapeutischen Praxis das Beschwerdebild des Ausbleibens des Orgasmus bei vaginalem Koitus an Bedeutung. Diese psychogene Ejakulationsstörung wurde früher als absolute Rarität beschrieben (bei Masters und Johnson gerade mal fünf Fallbeispiele), während sie in der heutigen sexualmedizinischen Praxis häufig vorkommt. Die Unfähigkeit des Mannes, in der Vagina oder dem Mund der Partnerin zu ejakulieren, wenngleich bei Masturbation möglich, ist häufig in einer psychischen »Sperre« begründet, die den Mann daran hindert, »sich gehen zu lassen«. Übertriebene oder unbewusste Angst vor einer Schwangerschaft der Frau, Bestrafung bei Masturbation im Kindes- oder Jugendalter oder negative Erlebnisse, welche Vagina oder Mund als etwas Unsauberes empfinden lassen, können ursächlich sein.

DAS WICHTIGSTE ZU VERHÜTUNG UND KINDERWUNSCH

Ein Kondom dient nicht nur als Verhütungsmittel, sondern kann auch vor sexuell übertragbaren Infektionen schützen. Wichtig ist in beiden Fällen die korrekte Anwendung. Wer dauerhaft verhüten möchte, kann eine Sterilisation in Betracht ziehen, bei der die Samenleiter chirurgisch durchtrennt oder verschlossen werden. So wie der Mann einerseits viel zur Verhütung beitragen kann, spielt die männliche Fruchtbarkeit andererseits bei unerfülltem Kinderwunsch eine große Rolle.

83 Welche Arten von Verhütungsmitteln gibt es für den Mann?

Es gibt verschiedene Verhütungsmethoden für Männer, wobei die meisten auf der »Kontrolle« der Spermienproduktion oder der Samenflüssigkeit basieren. Hier sind einige der Verhütungsmittel für Männer:

Kondom: Kondome sind eine Barrieremethode; sie bedecken den Penis und verhindern den Kontakt zwischen Sperma und Vagina. Sie sind auch ein Schutz vor sexuell übertragbaren Infektionen (STI).

Vasektomie: Bei der Vasektomie handelt es sich um einen chirurgischen Eingriff, bei dem die Samenleiter durchtrennt oder verschlossen werden. Dadurch wird der Transport von Spermien in die Samenflüssigkeit blockiert; mit der Ejakulation gelangen also keine Samenzellen in die Vagina. Es ist ein dauerhafter Eingriff zur Empfängnisverhütung.

Hormonelle Verhütungsmethoden: Forscher entwickeln hormonelle Verhütungsmethoden für Männer, die auf Hormonen wie Testosteron und Gestagen basieren, um die Produktion von Spermien zu unterdrücken. Diese Methoden sind jedoch noch in der Entwicklung und befinden sich in klinischen Studien.

Injektionen: Es gibt experimentelle Ansätze, bei denen Männer regelmäßige Injektionen von Hormonen erhalten, um die Spermienproduktion zu unterdrücken. Diese Methode befindet sich noch in der Erforschung.

84 Welche Vorteile – oder auch Nachteile – haben Kondome und wie benutzt man sie richtig?

Kondome sind sehr sicher, sofern sie richtig verwendet werden. Die typische Verwendungssicherheit gibt an, wie effektiv eine Methode in der realen Welt ist, wenn sie von Menschen in unterschiedlichem Maße und unter verschiedenen Bedingungen angewendet wird. Bei korrekter Verwendung haben Kondome eine typische Verwendungssicherheit von etwa 85 bis 98 Prozent.

Um die bestmögliche Sicherheit zu gewährleisten, ist es wichtig, Kondome korrekt anzuwenden. Dazu gehört das Überprüfen des Verfallsdatums, das vorsichtige Öffnen der Verpackung, das richtige Anbringen des Kondoms vor dem Kontakt zwischen Penis und Vagina und das Festhalten des Kondoms am Penis, während dieser zurückgezogen wird. Die Auswahl der richtigen Kondomgröße ist wichtig, um sicherzustellen, dass das Kondom gut passt und nicht zu eng oder zu locker ist. Ein zu enges Kondom kann reißen, während ein zu lockeres Kondom möglicherweise abrutschen könnte. Die Verwendung eines Gleitmittels auf Wasserbasis kann den Komfort erhöhen und das Risiko von Rissen oder Platzen des Kondoms verringern.

Nicht wenige Männer jedoch fühlen sich durch die mechanische Verrichtung des Überziehens eines Kondoms in ihrer sexuellen Erregungsphase beeinträchtigt und entwickeln dadurch häufig auch eine Abschwächung oder gar einen Verlust der Erektion. Wenn sich dies häufiger einstellt, ist das Kondom oft ein Problem. Hilfreich kann sein, wenn es der Partner oder die Partnerin über den Penis stülpt und dabei eine Stimulation ausübt. Dies kann auch durchaus auf oralem Weg geschehen; hierfür gibt es Kondome mit verschiedenen Geschmacksrichtungen.

85 Wie funktioniert eine Vasektomie?

Wenn die Familienplanung abgeschlossen ist, stellt sich die Frage nach der bestmöglichen und auch gesundheitlich verträglichsten Verhütungsmethode. Viele Männer wollen hierbei selbst die Verantwortung übernehmen und lassen eine Vasektomie vornehmen. Die Vasektomie ist ein kleiner chirurgischer Eingriff zur Empfängnisverhütung beim Mann. Häufig wird die Vasektomie auch als Sterilisation des Mannes bezeichnet. Bei der Vasektomie wird der Samenleiter in lokaler Betäubung durchtrennt. Da hier häufig unbegründete Ängste bestehen, gleich so viel vorweg: Erektionsfähigkeit, Orgasmusempfinden, aber auch Testosteronproduktion und Samenerguss bleiben nach Vasektomie unverändert.

So läuft eine Vasektomie ab

Da es sich bei der Vasektomie und Sterilisation beim Mann um einen sehr persönlichen Eingriff handelt, legen Ärztinnen und Ärzte großen Wert auf eine vertrauensvolle Atmosphäre und eingehende Beratung. Als Erstes wird im Gespräch über Ablauf und Folgen der geplanten Sterilität aufgeklärt. Anschließend erfolgt eine körperliche Untersuchung, wobei die Samenleiter, Hoden und Nebenhoden abgetastet werden. Der Eingriff kann wahlweise in örtlicher Betäubung, aber auch in Narkose erfolgen. Bei jungen Männern und noch kinderlosen Männern sollte dieser Schritt gut überlegt sein. Wir bieten dir in diesem Fall gern einen zweiten Gesprächstermin an, um über den Eingriff zu sprechen und dir ausreichend Bedenkzeit zu geben.

Beim Eingriff selbst wird der Samenleiter am Übergang von Hodensack zur Leiste unter der Haut getastet und durch einen Knopfloch großen Hautschnitt freigelegt. Darüber wird der Samenleiter hervorgeholt und es wird ein etwa zwei Zentimeter langes Teilstück entfernt. Die Samenleiterenden werden verödet und abgebunden. Anschließend wird die Haut mit einer Naht verschlossen. Alles in allem dauert der Eingriff in der Regel nicht länger als 10 bis 15 Minuten.

Nachbehandlung nach Vasektomie

Nach der Vasektomie sollte sich der Patient für circa zwei Tage zu Hause ausruhen und den Hodensack kühlen. Außerdem gilt: eine Woche kein Sport und kein Sex. Duschen kann am übernächsten Tag wieder erfolgen. Sobald du dich wohlfühlst sind körperliche Belastungen, Sex und Sport nach circa einer Woche wieder erlaubt.

Eine Spermakontrolle sollte nach jeweils zwei und drei Monaten erfolgen. Erst wenn keine Spermien mehr nachweisbar sind, kann ungeschützter Verkehr erfolgen.

Nebenwirkungen der Vasektomie

Die Risiken bei einer Vasektomie sind gering. Komplikationen treten sehr selten auf. Generelle Risiken bei allen operativen Eingriffen sind das Auftreten von Blutungen, Nachblutungen, Infektionen und ausgeprägter Narbenbildung. Einige Männer können die Enden der Samenleiter als druckschmerzhafte Knubbel über einige Wochen tasten.

Nach dem Eingriff treten mit Abklingen der Lokalanästhesie nach ein bis zwei Stunden ziehende Hodenschmerzen auf. Diese fühlen sich so an, als hätte man einen Tritt zwischen die Beine bekommen. Der Schmerz ist dumpf und kann durch rechtzeitige Einnahme von Schmerzmitteln, wie Ibuprofen, vermieden werden. Die Schmerzen halten in den ersten Tagen an. Angesagt ist lokale Kühlung und Ruhen für 48 Stunden. Kühlung reduziert die Schwellung, und weniger Schwellung bedeutet weniger Schmerz.

HORMONELLE VERHÜTUNG BEIM MANN

Seit Jahren scheint die »Pille für den Mann« kurz vor dem Durchbruch zu stehen – doch dann passiert wieder nichts. Dabei äußern Männer immer häufiger den Wunsch, ihre Fruchtbarkeit selbst zu regeln und eine aktivere Rolle in der Familienplanung zu übernehmen. Die Nachfrage nach Methoden für den Mann besteht also. Wie kann jetzt ein zuverlässiges Produkt geschaffen werden und wo bleibt es denn nun, nach all den Jahren der Forschung?

Die Methode muss nicht nur für den Mann selbst, sondern auch für seine Partnerin akzeptabel im Hinblick auf Sicherheit und Anwendbarkeit sein. Der Einfluss auf die Zeugungsfähigkeit bei dieser Methode stellt einen weiteren erforderlichen Eckpunkt dar. Zudem muss eine solche Methode leicht verfügbar und finanziell den anderen Verhütungsmitteln ähnlich sein. Es ist daher kein Wunder, dass zahlreiche bisherige pharmakologische Versuche zur männlichen Kontrazeption solch ein Anforderungsprofil nicht erfüllen konnten.

Azoospermie

Beim gesunden Mann beträgt die Anzahl von Spermien im Ejakulat mindestens 39 Millionen. Eine Azoospermie, und damit Empfängnisschutz, bedeutet, dass keine Spermien im Ejakulat mehr nachweisbar wären. Dies ist das Ziel der hormonellen Empfängnisverhütung. Durch Unterdrückung von FSH (follikelstimulierendes Hormon) allein eine Spermienbildung zu verhindern, reicht leider nicht aus, da das im Hoden gebildete Testosteron (intratestikuläres Testosteron) die Spermienbildung befeuert.

Erste Studie

Erst in den letzten Jahren wurden multizentrische Studien mit lang wirksamen, injizierbaren Testosteronpräparaten (vor allem Testosteronundekanoat) durchgeführt, die eine hohe Anzahl von Teilnehmern und eine detaillierte Auswertung der Effektivität, Reversibilität und der Nebenwirkungen ermöglichten. Dabei haben sich Gestagene in Kombination mit oben genannten Testosteronestern bewährt. Allerdings steht die Prüfung von Langzeiteffekten noch aus, weil bisher kaum eine Studie länger als ein Jahr dauerte.

Es gab lange Zeit nur eine große, aussagefähige Studie zur Effektivität der moderneren Ansätze zur hormonellen Kontrazeption.[29] Bei über 1000 chinesischen Paaren wurde Testosteronundekanoat als Alleinmedikation ohne Gestagen getestet. Bei etwa drei von 100 Männern wurde die Spermienneubildung nicht ausreichend unterdrückt, sodass kein ausreichender Fruchtbarkeitsschutz bestand. Die Rückbildung und Normalisierung der Spermienbildung war sechs Monate nach Absetzen der Testosterontherapie wieder hergestellt. Zusammenfassend kann man sagen, dass diese Form der Verhütung für den Mann nicht ausreichend zuverlässig funktioniert.

Aktuelle Ansätze

Derzeit untersuchen Forschende ein über die Haut täglich aufzutragendes Gel, das reines Testosteron und ein Gestagen enthält. Hier muss der Mann also täglich selbst daran denken, die Substanz aufzutragen. Die Effektivität dieser Methode ist sehr gut, Nebenwirkungen waren äußerst gering: Die bisherige Forschung hat nur minimale, nichtsignifikante Stimmungsschwankungen verzeichnet.

Zudem gibt es aktuell Untersuchungen zu vollsynthetischen Steroiden, die sowohl am Androgen- als auch am Gestagen-Rezeptor binden können. Sie können also Testosteron und Gestagen ersetzen und unterliegen nicht dem Abbau (First-Pass-Effekt) in der Leber, sodass sie oral einnehmbar sind.

Die Industrie als Sponsor hat sich aus der Forschung für die hormonelle Kontrazeption beim Mann zurzeit zurückgezogen. Bedeutet das das »Aus« für die »Pille für den Mann« oder wie geht es weiter? Die Industrie hatte einige Strukturveränderungen zu verkraften und nutzte den Wunsch der WHO nach mehr eigener Kontrolle dazu, eine abwartende Haltung einzunehmen. Die Forschung zur Entwicklung eines Hormonpräparates für die männliche Kontrazeption geht nun mithilfe gemeinnütziger Organisationen weiter. Obwohl die Akzeptanz und das Interesse von Männern – und auch Frauen – an einer solchen Methode hoch zu sein scheint, wollen laut Umfragen nur die Hälfte aller befragten Paare diese anwenden. Die Pille für den Mann böte dabei eine Möglichkeit, mehr Eigenverantwortung zu übernehmen.[30]

86 Wie wirken sich Lebensstil, Gene und Ernährung auf meine Fruchtbarkeit aus?

Die Fruchtbarkeit von Männern kann von verschiedenen Faktoren beeinflusst werden, darunter Lebensstil, genetische Faktoren und Ernährung. Folgende Aspekte können einen Einfluss auf die männliche Fruchtbarkeit haben:

Genetische Faktoren: Einige genetische Faktoren können die Fruchtbarkeit beeinflussen. Dies könnte genetische Bedingungen umfassen, die die Funktion der Hoden oder die Spermienproduktion beeinträchtigen.

Ernährung: Eine ausgewogene Ernährung ist wichtig für die allgemeine Gesundheit, einschließlich der Fortpflanzungsfähigkeit. Mangelernährung, Übergewicht oder Untergewicht können die Hormonproduktion und damit die Fruchtbarkeit beeinflussen.

Bestimmte Nährstoffe, wie Vitamine A, E und C, Zink, Selen und Arminosäuren, sind wichtig für die Spermienproduktion. Eine ausreichende Versorgung mit diesen Nährstoffen kann die Fruchtbarkeit positiv beeinflussen.

Sport und körperliche Aktivität: Übermäßiges Training, insbesondere Ausdauertraining, kann zu einem Anstieg der Körpertemperatur führen und die Spermienproduktion beeinträchtigen. Moderate körperliche Aktivität ist jedoch normalerweise förderlich für die allgemeine Gesundheit und Fruchtbarkeit.

Lebensstil: Rauchen kann die Spermienqualität und die Spermienzahl beeinträchtigen. Nikotin und andere Chemikalien in Zigarettenrauch können die DNA der Spermien schädigen. Übermäßiger Alkoholkonsum kann die Spermienqualität beeinträchtigen. Es wird empfohlen, sich beim Alkoholkonsum zu mäßigen. Die Verwendung von Drogen, insbesondere anabolen Steroiden und illegalen Drogen, kann die männliche Fruchtbarkeit negativ beeinflussen.

Hitzeexposition: Übermäßige Hitze, wie sie durch Saunabesuche, heiße Bäder oder enge Kleidung entstehen kann, kann die Spermienproduktion beeinträchtigen.

87 Was, wenn's mit dem Schwangerwerden nicht klappt?

Die Weltgesundheitsorganisation (WHO) empfiehlt, nach zwölf Monaten ungeschützten Verkehrs bei unerfülltem Kinderwunsch eine Fruchtbarkeitsuntersuchung durchführen zu lassen, denn rein statistisch sollte bei regelmäßigem Verkehr und Beachtung des Eisprungs der Partnerin in diesem Zeitraum bei normalen Fruchtbarkeitsparametern beider Partner ein Kind gezeugt worden sein.

Die WHO hat Richtlinien zur Beurteilung der männlichen Fruchtbarkeit erstellt *(WHO Laboratory Manual for the Examination and Processing of Human Semen*[31]*)*. Diese Richtlinien legen Referenzbereiche für verschiedene Spermienparameter fest. Danach wird die Qualität des Spermas nach folgenden Kriterien beurteilt: Die Spermienkonzentration sollte mehr als 15 Millionen Spermien pro Milliliter Ejakulat betragen. Die Gesamtzahl der Spermien sollte über 39 Millionen Spermien liegen. Bei der Spermienbeweglichkeit *(Motilität)* werden drei Kategorien unterschieden:

- **Kategorie a:** geradlinig, wie ein Torpedo zur Eizelle schwimmende Spermien. Deren Anteil sollte über 4 Prozent liegen.
- **Kategorie b:** eingeschränkt bewegliche Spermien, jedoch für eine künstliche Befruchtung oder den Glückstreffer durchaus geeignet
- **Kategorie c:** unbewegliche Spermien

Der Gesamtanteil der progressiv beweglichen Spermien sollte bei über 32 Prozent liegen. Ein weiteres Qualitätskriterium ist die Ausreifung und Form. Es ist nicht verwunderlich, dass ein Großteil der Spermien deformiert ist, man bedenke, die hohe Gesamtzahl. Der Mindestanteil normal ausgereifter Spermien sollte nach WHO-Kriterien 4 Prozent betragen.

Ein nach WHO-Kriterien normales Spermiogramm *(Normozoospermie)* bedeutet in der Praxis, dass bei regelmäßigem, ungeschütztem Verkehr unter Berücksichtigung des Eisprungs rein statistisch innerhalb eines Jahrs eine Befruchtung erfolgen sollte. Ist dies nicht der Fall wird eine erweiterte Fruchtbarkeitsabklärung empfohlen.

Mythos

NACH 1000 SCHUSS IST SCHLUSS

Die Phrase »Nach 1000 Schuss ist Schluss« ist natürlich ein Mythos. Im Hinblick auf die Fruchtbarkeit bedeuten allerdings häufige Ejakulationen und kurze Intervalle, dass die Spermienkonzentration und damit auch die Befruchtungswahrscheinlichkeit sinkt. Deshalb empfiehlt es sich bei einem Kinderwunsch eine Sexpause von drei bis fünf Tagen kurz vor dem Eisprung der Partnerin einzulegen.

Für Erektions- und Ejakulationsstörungen gibt es, wie auf Seite 163 bereits ausgeführt, andere Ursachen. Von der Natur ist hier kein Limit auferlegt, wie zum Teil prominente Altväter – man denke an Pablo Picasso – bewiesen haben.

7

WENN'S BRENNT UND SCHMERZT

UROLOGISCHE BESCHWERDEN UND WAS HILFT

Gerade in der Urologie hat man es häufig mit intimen Themen zu tun, über die Menschen nicht so leicht sprechen. Doch wenn wir ehrlich sind, hat doch jeder mal mit unterschiedlichen Beschwerden und Leiden zu kämpfen – und dabei gibt es absolut keinen Grund zur Scham. Der Körper ist nun mal komplex, und genauso, wie man mal Sodbrennen oder eine laufende Nase hat, kommt es auch zu größeren oder kleineren Wehwehchen im Genitalbereich.

SCHMERZEN UND AUSFLUSS

Schmerzen im Bereich der Genitalorgane oder beim Wasserlassen sowie Ausfluss können unterschiedliche Ursachen haben – von verschiedenen Infektionen über Verletzungen, Durchblutungsstörungen bis zu einem Tumor. In jedem Fall sollten solche Beschwerden Anlass sein, sich urologisch untersuchen zu lassen, um eine entsprechende Therapie einleiten zu können.

88 Was tun, wenn's beim Wasserlassen schmerzt?

Schmerzen beim Wasserlassen sollte man immer ernst nehmen; sie sind ein Grund, sich ärztlich untersuchen zu lassen. Solche Schmerzen, auch als »Dysurie« bezeichnet, können ein Hinweis auf eine bakterielle Entzündung der Harnwege, aber auch auf eine Reizung der Harnröhre sein.

Dabei werden die ersten Fragen an dich sein: Hast du Blut im Urin bemerkt? Besteht Ausfluss aus der Harnröhre (siehe Seite 214)? Hast du Fieber oder Schmerzen? Darauf zu achten, ob solche zusätzlichen Symptome vorliegen oder nicht, ist wichtig, um eine unkomplizierte Harnwegsinfektion von einer komplizierten unterscheiden zu können.

Von einem unkomplizierten Harnwegsinfekt spricht man dann, wenn sich der Infekt auf den unteren Harntrakt, das heißt die Harnröhre oder Blase, beschränkt. Dies ist der größte Anteil der relevanten Harnwegsinfekte. Am häufigsten sind Frauen betroffen, typischerweise nach der Pubertät und mit Beginn der sexuellen Aktivität.

Wenn ein Harnwegsinfekt ab und zu auftritt, vielleicht weil du dich verkühlt oder zu wenig getrunken hast, ist das nicht weiter tragisch. Bei allen Infekten, die häufiger auftreten, also mehr als einmal in sechs Monaten, sollte man nach der Ursache suchen und sich am besten urologisch untersuchen lassen. Wichtig ist dabei eine konsequente mikrobiologische Diagnostik, um feststellen zu können, ob es immer der gleiche Erreger von Harnwegsinfekten ist und woher er möglicherweise kommt.

Die häufigsten Erreger von unkomplizierten Harnwegsinfekten sind typischerweise Darmbakterien wie *Escherichia coli*. Diese schaffen es, körpereigene Abwehrschranken zu überwinden und von außen über die Harnröhre in die Harnblase zu gelangen. Da die weibliche Harnröhre mit 3 bis 4 Zentimetern wesentlich kürzer ist als die des Mannes mit 12 bis 14 Zentimetern, treten Harnwegsinfekte bei Frauen deutlich häufiger auf als bei Männern. Auch die Tatsache, dass nur wenige Zentimeter vom Harnröhrenausgang entfernt Darmausgang und Anus liegen, erklärt, warum Darmkeime die häufigsten Erreger von Harnwegsinfekten sind.

Dabei kann jedoch übertriebene Genitalhygiene das Entstehen häufig wiederkehrender Harnwegsinfekte genauso begünstigen wie mangelnde Hygiene. Aus diesem Grund empfehle ich, im Intimbereich eine Genital-Waschlotion zu verwenden, da diese pH-neutral ist, das heißt, nicht den Säureschutzfilm der Genitalschleimhaut zerstört. Im Gegensatz dazu kann das Waschen mit alkalischen Seifen oder Duschgels zu einer Zerstörung des Schutzmantels führen und damit zu einer Fehlbesiedlung mit Keimen, welche Harnwegsinfekte führen.

Achte zudem auf eine ausreichende Flüssigkeitszufuhr. Täglich solltest du mindestens zwei Liter Flüssigkeit zu dir nehmen. Oft wird die Frage gestellt, ob Kaffee zur Flüssigkeitsbilanz zählt. Dies ist absolut der Fall. Da Koffein aber eine entwässernde Wirkung hat, sollte man immer begleitend dazu ein Glas Wasser trinken, wie es traditionell in allen Ländern rund um das Mittelmeer gereicht wird.

Sollte eine Fehlbesiedlung mit Keimen im Bereich der Scheide oder im Bereich der Vorhaut nachgewiesen werden, sind eine desinfizierende Behandlung und zum Beispiel der Neuaufbau des Scheidenmilieus mit Milchsäurebakterien sinnvolle Maßnahmen.

Wenn bei Frauen Keime im Scheidenbereich nachgewiesen werden, welche die Blasenentzündung auslösen, kann durchaus auch der Partner beteiligt sein. Deshalb ist in dieser Situation auch die Vorstellung des Partners bei der Urologin oder dem Urologen notwendig. Im Rahmen der erweiterten Abklärung wird dann eine bakteriologische Untersuchung des Spermas erfolgen, um eine stille (symptomfreie) Infektion der Prostata und Samenblasen auszuschließen. Denn Bakterien im Sperma, die vielleicht beim Mann keine Beschwerden verursachen, können für bakterielle Infektionen der Partnerin verantwortlich sein, da die Keime in die Scheide ejakuliert werden und von dort in die Harnblase aufsteigen können. In dieser Situation müssen beide behandelt werden, da sonst aus dieser Infektionskette ein Teufelskreis wird. Dabei ist immer die bakteriologische Untersuchung des Spermas wichtig, eine Urinuntersuchung alleine reicht nicht aus.

Eine weitere Maßnahme, um rezidivierende Infekte abzuwehren, ist die Einnahme von pflanzlichen Wirkstoffen, die das Infektrisiko reduzieren. Dazu gehören unter anderem pflanzliche Präparate, wie Goldrute, Brunnenkresse, aber auch Cranberry-Extrakte. Eine weitere Wunderwaffe ist grüner Tee, denn die darin enthaltenen Katechine reduzieren die Rate an erneuten Harnwegsinfekten deutlich.

89 Welche Ursachen haben Harnwegsinfekte und was sind die ersten Anzeichen?

Die häufigsten Ursachen von Harnröhrenentzündungen sind sogenannte Kontaktinfektionen. In aller Regel werden Bakterien über Schleimhautkontakt beim Geschlechtsverkehr übertragen. Da das Sexleben bunt ist, können auch Sexualpraktiken wie Anal- oder Oralverkehr zu einer Übertragung von Bakterien in die Harnröhre führen, welche eine Infektion auslösen können. Selten können aber auch Kontaktinfektionen wie Berührung mit einer verunreinigten und infizierten Oberfläche (Sauna, Jacuzzi oder Toilettensitz) zu einer aufsteigenden Infektion und damit zu einer Harnröhrenentzündung *(Urethritis)* führen.

Im Frühstadium ist ein Kribbeln im Bereich der Harnröhre zu spüren. Später entwickelt sich ein »Brennen« und ein unter Umständen schneidender Schmerz beim Wasserlassen. In diesem Zusammenhang kommt es auch zum Ausfluss.

Die häufigsten sexuell übertragbaren Erkrankungen werden im Folgenden beschrieben (siehe Seite 229).

Chlamydien-Infektionen

Nach Schätzungen haben sich 25 Prozent der unter 30-jährigen sexuell aktiven Menschen zumindest einmal im Leben mit Chlamydien infiziert. Die Infektionen verlaufen bei 50 Prozent der Männer und 80 Prozent der Frauen ohne Symptome ab und werden deshalb leicht übersehen. Da nicht erkannte und nicht behandelte Chlamydien-Infektionen langfristige Folgen, wie Harnröhrenverengungen oder Fruchtbarkeitsstörungen, nach sich ziehen können, ist eine Abklärung bei Symptomen, wie Ausfluss oder Brennen beim Wasserlassen, zwingend notwendig. In aller Regel führen Chlamydien-Infektionen zu einem wässrigen, klaren Ausfluss. Begleitinfektionen im Bereich der Prostata oder der Nebenhoden sind häufig.

Die Diagnostik erfolgt heute für gewöhnlich über sogenannte PCR-Verfahren zum Nachweis des Erregers. Hierfür wird ein Abstrich aus der Harnröhre genommen oder der erste Morgenurin verwendet, mit dem die Harnröhre sozusagen frei gewaschen wird. In diesem Material und auch im Sperma lassen sich Chlamydien nachweisen. Deshalb ist eine bakteriologische Untersuchung des Spermas eine weitere Möglichkeit, eine Infektion nachzuweisen.

Gonorrhö oder Tripper

Die Gonorrhö ist eine Geschlechtskrankheit, deren Name sich von den Krankheitserregern, den Gonokokken ableitet. Die Erkrankung, im Volksmund auch Tripper genannt, führt zu einem eitrigen Ausfluss aus der Harnröhre, der wie ständiges Tropfen aus der Harnröhre beschrieben wird. Der Eitertropfen am Morgen wurde von französischen Soldaten auch als »Bonjour-Tröpfchen« bezeichnet. Die Erkrankung ist sehr ansteckend und kann auch auf andere Organe übertragen werden, wie Mund, Anus oder Augen. Die Diagnostik erfolgt über moderne PCR-Verfahren; dabei wird in aller Regel ein Abstrich untersucht. Bei Infektnachweis ist eine konsequente, hochdosierte antibiotische Behandlung erforderlich. Bei verschleppter, also gar nicht oder unzureichend behandelter Erkrankung, sind Spätfolgen möglich, wie Harnröhrenverengungen oder chronische Prostatitis beziehungsweise Nebenhodenentzündungen.

Die Gonorrhö ist die zweithäufigste Geschlechtskrankheit in Deutschland, es treten pro Jahr circa 30.000 Fälle auf.[32]

Trichomoniasis oder Gardnerella-Infektion

Diese Infektion wird in aller Regel über Geschlechtsverkehr übertragen und ist extrem unangenehm, auch weil es zu einem fischigen Geruch kommt. Die Krankheitserreger sind Einzeller, auch Geißeltierchen oder Protozoen genannt. Eine Behandlung ist nur durch eine konsequente antibiotische Therapie möglich. Bei verschleppter Erkrankung sind Spätfolgen wie Harnröhrenverengungen oder chronische Prostatitis beziehungsweise Nebenhodenentzündungen möglich.

Da es fast immer eine Partnerinfektion ist, müssen beide mit einem Antibiotikum behandelt werden.

90 Was tun bei wiederkehrenden Harnwegsinfekten?

Chronisch rezidivierende – also immer wiederkehrende – Harnwegsinfektionen (rHWI) werden definiert als mindestens drei Infektepisoden pro Jahr oder zwei pro Halbjahr. Sie stellen mit einer Häufigkeit (Inzidenz) von knapp fünf Prozent bei Frauen eine weitverbreitete Erkrankung dar. In diesem Fall ist der Besuch in einer urologischen Praxis dringend anzuraten, um organische Ursachen oder eine Keim-Fehlbesiedlung auszuschließen. Die Therapie richtet sich dann nach der Infektionsursache und kann zum Teil auch durch eine Langzeitprophylaxe, aber auch durch die einmalige Einnahme eines Antibiotikums nach dem Sex in den Griff bekommen werden.

Als allgemeine Prophylaxe kommen folgende Maßnahmen in Betracht:

- **Trinkmenge:** Diese sollte täglich bei mindestens zwei Litern Flüssigkeit liegen. Bei sportlicher Aktivität oder im Sommer sollte die Flüssigkeitszufuhr und damit der Durchfluss durch die Harnwege noch gesteigert werden.
- **Nahrungsmittel:** Die tägliche Einnahme von Cranberry-Extrakten senkt die Rate an rezidivierenden Harnwegsinfekten deutlich. Sie enthalten Stoffe, die verhindern, dass sich Bakterien in den Harnwegen oder der Blase festsetzen können.

- **Geschlechtsverkehr:** Die Häufigkeit von Harnwegsinfekten korreliert mit der Rate an Genitalkontakten. Deshalb kann eine Vorbeugung im Sinne einer postkoitalen Einmalprophylaxe mit einem Antibiotikum durchaus sinnvoll sein.
- **Verhütungsmethoden:** Der Gebrauch von Intravaginal-Ovula beziehungsweise mit Spermiziden (Nonoxynol-9) beschichteten Diaphragmas oder Kondomen und Intrauterinspiralen erhöht das Risiko für einen Harnwegsinfekt deutlich.
- **Wasserlassen nach dem Sex:** Diese Maßnahme ist genauso wie das Waschen der Genitalien nach dem Sex immer sinnvoll. Durch den sehr engen Körperkontakt und die Reibung werden Keime in die Harnröhre hineingerieben, durch Wasserlassen oder das Waschen des Genitalbereichs nach dem Sex werden diese eliminiert.
- **Unterkühlung:** Zu dünne Kleidung und das Sitzen auf kalten Oberflächen führen zu einer Gefäßeinengung im Bereich des Genitals. Durch die Minderdurchblutung im Bereich der Harnröhre wird das Eindringen von pathologischen Keimen in den Harntrakt erleichtert. So kommt es zur Blasenentzündung.
- **Hygieneverhalten:** Übertriebene Intimhygiene schädigt den Säureschutzmantel der Haut und führt zu einer Erhöhung des Infektionsrisikos. Hygienemaßnahmen wie Händewaschen vor Toilettenbesuch, Abwischtechnik nach dem Stuhlgang von vorne nach hinten, keine Verwendung von Intimsprays, Bidet-Spülungen nach dem Sex, Wannenbäder ohne Badezusätze, Baumwollunterwäsche und Säuberung des Genitalbereichs vor und nach dem Geschlechtsverkehr sind notwendige Maßnahmen, um das Infektionsrisiko zu senken.[33, 34]

Harnwegsinfekte können auch schon bei Kindern auftreten und sind möglicherweise ein Hinweis für eine angeborene organische Fehlbildung des Harntrakts. Zeigt ein Kind Symptome eines Harnwegsinfekts, sollte daher eine Vorstellung bei einer kinderurologischen Praxis vereinbart werden, um eine Anomalie auszuschließen.

91 Ausfluss aus der Harnröhre – was nun?

Ausfluss aus der Harnröhre kann verschiedene Ursachen haben. Die häufigsten Ursachen sind Infektionen der Harnröhre, die zu einer Absonderung führen, die wässrig und klar, aber auch eitrig-gelb sein kann und häufig als Flecken in der Unterwäsche bemerkt wird. Die häufigsten Ursachen für Harnröhren-Ausfluss sind Infektionskrankheiten (siehe Seite 208). Diese können verschiedene Ursachen haben. Neben bakteriellen und viralen Ursachen können auch Pilzerkrankungen zu Ausfluss führen.

Daneben gibt es allerdings auch harmlose Ursachen, wie Flüssigkeitsabsonderungen über die Cowper-Drüsen im Bereich der hinteren Harnröhre.

Die Cowper-Drüsen, auch bekannt als Bulbourethraldrüsen, sind kleine Drüsen im männlichen Fortpflanzungssystem. Sie liegen unterhalb der Prostata und produzieren eine klare, schleimige Flüssigkeit, die als Präejakulat oder auch Lusttropfen bekannt ist. Diese Flüssigkeit hat mehrere Funktionen:

Schmierung: Das Sekret aus den Cowper-Drüsen hilft, die Harnröhre zu befeuchten und zu schmieren, was das Gleiten von Sperma während der Ejakulation erleichtert.

Neutralisierung: Das alkalische Prostatasekret neutralisiert das saure Milieu in der Scheide und erzeugt so einen neutralen pH-Wert für die Spermien. Somit wird die Überlebensfähigkeit der Spermien verbessert.

Reinigung: Das Präejakulat kann auch eventuelle Rückstände oder Verunreinigungen in der Harnröhre beseitigen, die möglicherweise während des Geschlechtsverkehrs aufgetreten sind.

Die Funktion der Cowper-Drüsen trägt insgesamt dazu bei, einen Gleitfilm in der Harnröhre zu schaffen und damit den Fortpflanzungsprozess zu unterstützen. Deshalb kann im Vorfeld der Erregung durchaus ein Lusttropfen als Fleck in der Unterhose wahrgenommen werden. Das ist kein Grund zur Sorge und schon gar nicht ein Hinweis auf eine Infektion.

Blut im Urin oder Ejakulat

Blut im Urin ist immer ein Alarmzeichen und sollte unbedingt Anlass für einen Besuch beim Facharzt geben. Die Ursachen können sehr vielschichtig sein. Grundsätzlich gilt, dass die Blutungsquelle im Bereich des Harntrakts besteht. Ein erster Hinweis, woher die Blutung rührt, kann die Beobachtung sein, ob der Urin am Anfang oder am Ende des Wasserlassens blutig ist oder ob er durchgehend blutig geblieben ist. Am Anfang ist blutiger Urin häufig ein Hinweis auf eine Blutungsquelle im Bereich der Harnröhre, Prostata oder Blase. Am Ende des Wasserlassens ist das eher ein Hinweis auf eine Blutungsquelle im Bereich der Harnblase oder des oberen Harntrakts.

Blut im Urin, medizinisch als »Hämaturie« bezeichnet, kann durch eine Vielzahl von Bedingungen verursacht werden. Einige häufige Ursachen sind:

- **Harnwegsinfektionen:** Eine Infektion der Harnwege, wie eine Blasenentzündung, kann zu Blut im Urin führen (siehe Seite 210).
- **Nierensteine:** Wenn Steine in den Nieren oder im Harntrakt vorhanden sind, können sie das Gewebe verletzen und zu Blutungen führen.
- **Traumata oder Verletzungen:** Ein Schlag oder eine Verletzung in der Nähe der Nieren oder der Harnwege kann zu Blut im Urin führen.
- **Entzündliche Erkrankungen:** Krankheiten, wie die interstitielle Zystitis, die Entzündungen in der Blasenwand verursacht, können zu Blutungen führen.
- **Benigne Prostatahyperplasie oder Prostatitis:** Prostataerkrankungen können mit einer Hämaturie einhergehen (siehe Seite 32).
- **Krebserkrankungen:** Tumore in der Blase, den Nieren oder im Harntrakt können Blutungen verursachen.
- **Medikamente:** Bestimmte Medikamente, vor allem solche zur Blutverdünnung, können als Nebenwirkung zu Blutungen im Harn führen.

▶

Blut im Ejakulat, auch bekannt als Hämospermie, kann alarmierend sein, aber es gibt verschiedene Gründe, warum es auftreten kann. Einige Ursachen sind:

- **Infektionen:** Infektionen im Bereich der Geschlechtsorgane, wie eine Entzündung der Prostata oder Harnwegsinfektionen, können Blutungen im Ejakulat verursachen (siehe Seite 210).
- **Verletzungen oder Traumata:** Verletzungen im Genitalbereich, die durch sexuelle Aktivität, Operationen oder Sport verursacht werden, können zu Blutungen führen.
- **Entzündliche Erkrankungen:** Bestimmte Erkrankungen, wie eine Entzündung des Hodens *(Orchitis)* oder des Nebenhodens *(Epididymitis)*, können Blut im Sperma verursachen (Seite 218).
- **Gefäßruptur:** Blutgefäße im Bereich des Genitaltrakts, insbesondere der Prostata, können bei plötzlichem Druck, wie einer heftigen Ejakulation, reißen und zu Blutungen führen.
- **Krebserkrankungen:** Tumore im Bereich der Prostata oder Samenblasen können ebenfalls Blut im Ejakulat verursachen.

92 Was können die Ursachen für Schmerzen im Hoden sein?

Hodenschmerzen können verschiedene Ursachen haben. Diese reichen von harmlosen Leiden bis hin zu akuten medizinischen Notfällen. In jedem Fall sind Hodenschmerzen ernst zu nehmen und bei länger anhaltenden oder sehr heftigen Schmerzen ist ein Facharztbesuch dringend anzuraten.

Zunächst gilt es zu unterscheiden: Ist der Hodenschmerz allmählich aufgetreten oder ist er plötzlich entstanden? Weiterhin ist die Schmerzintensität bedeutsam: Handelt es sich um ein leichtes Ziehen, ist dies in der Regel weniger bedenklich. Besteht aber ein heftiger Schmerz, macht dies eine sofortige Vorstellung in der urologischen Praxis oder in einer urologischen Klinik zwingend erforderlich.

Nebenhodenentzündung

Die häufigste Ursache von ziehenden Hodenschmerzen sind Nebenhodenentzündungen. Diese treten meist nach Geschlechtsverkehr oder bei aufsteigenden Infektionen durch die Harnröhre auf. Man fühlt oberhalb und entlang der Hinterseite des Hodens einen geschwollenen Nebenhoden. Dieser ist oft sehr stark druckempfindlich. Bei voranschreitenden Entzündungen kann der Nebenhoden stark anschwellen und ist dann beim Tasten vom Hoden nicht mehr abgrenzbar.

Die Behandlung besteht in antibiotischer Therapie sowie Hochlagerung des Hodens und lokaler Kühlung. Nicht immer können die Keime im Urin nachgewiesen werden. Deshalb ist im Hinblick auf eine konsequente Abklärung eine mikrobiologische Spermaanalyse auf Bakterien sinnvoll. Während der Behandlungsphase ist sportliche Aktivität untersagt, der Hoden muss möglichst so lange hochgelagert und gekühlt werden, bis die Schwellung abgeklungen ist.

Häufig sind sexuell übertragbare Erkrankungen ursächlich für Nebenhodenentzündungen. Die häufigsten sind Chlamydien-Infektionen. 25 Prozent der unter 30-Jährigen haben zumindest einmal einen Chlamydien-Infekt durchlaufen. Darüber hinaus gibt es weitere Erreger, wie Myko- oder Ureaplasmen, aber auch Gonokokken, die für eine Nebenhodenentzündung verantwortlich sein können.

Hodenverdrehung

Hierbei kommt es im Rahmen von sportlicher Aktivität, aber manchmal auch in Ruhe, zu einer Verdrehung des Hodens *(Hodentorsion)* mit einer kompletten Verdrehung des Samenstrangs. Dadurch werden Blutgefäße, die den Hoden versorgen, abgequetscht. Es kommt zu einem heftigen Schmerz im Bereich des Hodens. Die betroffenen Männer können sich kaum mehr bewegen. Eine sofortige Vorstellung in der Klinik ist unabdingbar, um möglichst innerhalb der ersten Stunden nach dem Ereignis den Hoden wieder zurückzudrehen und ihn damit vor einer dauerhaften Schädigung zu bewahren. In der Regel wird bei diesem Eingriff, der operativ in Narkose erfolgt, der verdrehte Hoden zurückgedreht und auf der Gegenseite der nicht beteiligte Hoden mit einer Haltenaht befestigt, um ein späteres Verdrehen zu verhindern.

Hodenentzündung

Bei dieser Form der Entzündung ist der gesamte Hoden betroffen *(Orchitis)*. Die häufigsten Ursachen sind virale, manchmal aber auch bakterielle Infektionen. Insbesondere bei Mumps-Infektionen kann eine Begleitentzündung des Hodens entstehen. Diese zieht manchmal dauerhafte Fruchtbarkeitsstörungen nach sich.

Leistenbruch oder Wasserbruch

In beiden Fällen tritt eine Schwellung und manchmal ein Schmerz im Bereich des Hodensacks auf. Beim Leistenbruch *(Leistenhernie)* schiebt sich ein sogenannter Bruchsack, bestehend aus Bauchfell *(Peritoneum)*, zum Teil mit Dünndarm-Inhalt in den Leistenkanal in Richtung Hodensack. Dies führt zu Leisten- und ziehenden Hodenschmerzen. Bei plötzlich auftretenden sehr starken Schmerzen im Bereich des Leistenbruchs muss an eine Einklemmung des Darms, eine sogenannte »Inkarzeration«, gedacht werden. Hier ist eine umgehende Vorstellung in der Klinik notwendig, um eine Folgeschädigung des Darms bei Einklemmung zu vermeiden.

Der Wasserbruch oder *Hydrozele* unterscheidet sich vom Leistenbruch insofern, als sich hierbei nur Gewebewasser innerhalb der Hodenhöhlen ansammelt und zu einer zum Teil deutlichen Schwellung des Hodens führen kann. Da eine Punktion der Hydrozele alleine nichts bringt, da das Gewebewasser sehr schnell wieder nachläuft, ist eine operative Versorgung bei Beschwerden oder Wasserbrüchen, die größer als Faustgröße sind, notwendig, um eine Überdehnung des Hodensacks und der Skrotalhaut zu vermeiden.

Leichte Hodenschmerzen

Immer wieder auftretende leichtere Hodenschmerzen sind meist harmloser Natur und können durch äußere Faktoren wie lokale Überwärmung, aber auch durch längere Sexpausen bei unregelmäßiger sexueller Aktivität sowie durch Nervenreizungen im Bereich der unteren Lendenwirbelsäule oder Blockade des Iliosakralgelenks (ISG) ausgelöst werden. Werfen wir noch einmal einen genaueren Blick auf die bereits erwähnten Ursachen:

Lokale Überwärmung: Die Hoden vertragen keine Überwärmung! Deshalb befinden sie sich im Hodensack außerhalb der Körperhöhle, wo eine Betriebstemperatur von 34 Grad Celsius in aller Regel gegeben ist. Bei Leistenhoden, die bei der Entwicklung im frühen Kindesalter zu spät in den Hodensack einwandern (siehe Seite 75), kommt es durch die Überwärmung häufig zu einer Hodenschädigung und Verkleinerung der Hoden. Deshalb gilt: Am besten weitere Hosen tragen, lokale Überwärme vermeiden und bei ziehenden Schmerzen kühlen.

Unregelmäßige sexuelle Aktivität: Im Hoden werden Spermien produziert, die über den Nebenhoden und durch den Samenleiter hoch in die Prostata und Samenblasen wandern und dann im Rahmen der Ejakulation hinausgeschleudert werden. Bei längeren Sexpausen kann es daher zu einem »Stau« kommen und man sollte nach dem Motto handeln: »Selbst ist der Mann!« Dies ist leider nicht immer einfach, da bei manchen Männern durch die Erziehung, die religiöse Weltanschauung oder durch traumatische Erfahrungen Masturbation negativ belegt ist. Die Betroffenen haben deshalb bei länger nicht erfolgter Ejakulation häufig einen Dehnungsschmerz im Bereich der Nebenhoden, der oft als Nebenhodenentzündung fehlinterpretiert und deshalb unnötigerweise antibiotisch behandelt wird, was dann leider nicht zum Ziel führt.

Nervenreizung: Eine weitere sehr häufige Ursache sind Nervenreizungen, die durch Quetschung in der Nervenwurzel im Bereich der unteren Lendenwirbelsäule oder des Kreuzbeins bedingt sind. Ursachen sind häufig Bandscheibenvorwölbungen oder ein Bandscheibenvorfall im Bereich der unteren Lendenwirbelsäuleoder auch eine Blockade des Ileosakralgelenks (eine Einklemmung und Blockade des Kreuzbeins). Diese führen oftmals zu einem meist einseitig auftretenden, aus der Leiste in den Hoden einstrahlenden Schmerz, der manchmal auch mit Taubheitsgefühl an der Innenseite des Oberschenkels verbunden sein kann. Hier sind abschwellende Maßnahmen, aber auch Physiotherapie mit Mobilisation des Ileaosakralgelenks meistens hilfreicher als eine dauerhafte Schmerzbehandlung oder gar antibiotische Therapie.

Nierensteine

Eine Ursache für Hodenschmerz kann ein im unteren Harnleiter sitzender Nierenstein sein. Bevor dieser in die Blase eintritt, können Hodenschmerzen auf der gleichen Seite und zuletzt ein stechender Penisschmerz wegweisend sein.

Hodenprellung oder -quetschung

Gerade im Rahmen von sportlicher Aktivität kann es zu Hodenprellungen und -quetschungen kommen, die wiederum Schmerz auslösen können. Hier sind insbesondere Kontaktsportarten, Ballsportarten, aber auch Reiten und Radsport häufige Ursachen. In aller Regel ist eine Hodenquetschung nicht mit Folgeschäden verbunden. Bei sehr starken Krafteinwirkungen kann es jedoch auch zu einer Hodenruptur kommen. Hierbei platzt die Hodenhöhle und es entsteht ein starker Bluterguss. In diesem Fall ist eine umgehende urologische Untersuchung und Behandlung erforderlich, um den Hoden operativ zu rekonstruieren und ihn damit zu erhalten.

Nebenhodenzysten

Im Bereich des Nebenhodens bilden sich häufig kleinere Zysten *(Spermatozelen)*, manchmal im Gefolge von Infekten, aber auch im Rahmen von Verklebung, welche durchaus auch bei unregelmäßiger sexueller Aktivität entstehen können. Die resultierenden Zysten sind harmlos, können aber je nach Dehnungszustand zu lokalen Schmerzen führen, insbesondere bei Berührung oder Übereinanderschlagen der Beine. Eine Operation der Nebenhodenzysten erfolgt frühestens ab Kirschgröße und bei anhaltenden Beschwerden. Eine Sonderform ist die *Morgagnische Hydatide*. Diese ist ein Rest der Urniere und hängt am oberen Hodenende als kleine Zyste. Stieldrehungen in dieser Zyste können einen heftigen Schmerz auslösen, der manchmal mit einer Hodentorsion verwechselt wird. In jedem Fall gilt es, bei akuten heftigen Hodenschmerzen umgehend die urologische Sprechstunde aufzusuchen.

Hodentumor

Hodentumoren können ebenfalls eine mögliche Ursache für Hodenschmerzen sein. Man muss allerdings wissen, dass sich Hodentumoren auch ohne Schmerzen im Hoden entwickeln können und nur durch eine tastbare Verhärtung des Hodens auffällig werden. Junge Männer sollten deshalb einmal im Monat ihre Hoden abtasten, die Oberfläche abfühlen und auf Unregelmäßigkeiten oder Verhärtungen achten. Die Risikoaltersgruppe für Hodentumoren sind Männer zwischen 16 und 45 Jahren. Allerdings gibt es auch Männer über 50 Jahre, die noch Hodentumoren entwickeln können. In jedem Fall gilt: Bei unklaren Hodenschmerzen oder insbesondere bei tastbaren Veränderungen oder Knoten im Bereich des Hodens ist eine urologische Vorstellung unbedingt erforderlich.

93 Sind Knoten oder Beulen im Bereich der Genitalien normal oder nicht?

Knoten oder Verhärtungen im Bereich des Genitals sollten Anlass für eine sorgfältige fachärztliche Abklärung sein. Es gibt natürlich harmlose, unter der Haut sitzende, verschiebbare Knoten, sogenannte Atherome. Dies sind Talgdrüsen-Ansammlungen, welche Linsengröße, bisweilen aber auch Haselnussgröße annehmen können und meist ein ästhetisches Problem darstellen. Diese können operativ entfernt werden.

Knoten im Leistenbereich können wegweisend sein für Genitalinfektionen und sollten deshalb Anlass zu einem Besuch bei der Fachärztin oder beim Facharzt sein. Hier müssen weitere genauere Untersuchungen des Genitals durch Ultraschall erfolgen.

Vorwölbungen im Bereich der Leiste können auf einen Leistenbruch hindeuten, deshalb ist auch hier eine fachärztliche Abklärung zwingend erforderlich (siehe Seite 218). Weiterhin gibt es Zysten und Verdickungen im Bereich der Samenstränge, diese sind meist auch harmloser Natur. Zur Absicherung ist aber eine Ultraschalluntersuchung nötig.

94 Was bedeuten Juckreiz, Ausschlag oder Schmerzen im Bereich der Genitalien?

Juckreiz, Ausschlag oder Schmerzen im Genitalbereich sind ein häufiges Leiden, welches Männer in die urologische oder dermatologische Praxis führen. Zunächst ist es wichtig festzustellen, wo der Juckreiz oder Ausschlag auftritt. Findet sich dieser im Bereich der Eichel, unter der Vorhaut, so spricht man von einer *Balanitis*. Diese Entzündung verursacht meist flächige Rötungen, bisweilen mit weißlichen Belägen, und kann sehr unangenehm sein. Häufig wird die Infektion durch Pilze oder Bakterien verursacht, die im Rahmen des Geschlechtsverkehrs übertragen werden können (siehe Seite 229). Auch Oralverkehr ist eine häufige Ursache für Entzündungen im Bereich der Eichel, weil auch in der Mundhöhle Bakterien und Pilze vorkommen können, welche dann in den Genitalbereich übertragen werden können.

Juckreiz im Genitalbereich kann verschiedene Ursachen haben, darunter:

- **Pilzinfektionen:** Eine häufige Ursache ist der Hefepilz *Candida albicans*, der eine Infektion verursachen kann, die als Vaginalpilz (bei Frauen) oder als Hefepilzinfektion (bei Männern) bekannt ist.
- **Sexuell übertragbare Infektionen:** Infektionen mit Erregern wie Chlamydien, Gonorrhö, Trichomoniasis oder Herpes können Juckreiz im Genitalbereich verursachen (siehe Seite 211).
- **Hauterkrankungen:** Verschiedene Hauterkrankungen, wie Dermatitis, Ekzeme oder Psoriasis, können zu Juckreiz im Genitalbereich führen.
- **Reizungen:** Reizstoffe, wie chemische Produkte, zu enge Kleidung, bestimmte Waschmittel oder Kondome, können die Haut im Genitalbereich reizen.
- **Allergische Reaktionen:** Eine allergische Reaktion auf Lebensmittel, Medikamente oder Latex kann ebenfalls Juckreiz verursachen.
- **Hormonelle Veränderungen:** Schwankungen im Hormonspiegel können bei Frauen während des Menstruationszyklus oder in der Schwangerschaft Juckreiz im Genitalbereich verursachen.

Schmerzen im Bereich des Genitals sollten immer ein Grund sein, einen Facharzt aufzusuchen. Insbesondere bei akuten stechenden Schmerzen in den Hoden, aber auch im Penis, ist ein kurzfristiger Termin dringend zu empfehlen. Natürlich gibt es auch harmlose Ursachen für Schmerzen, die unter Umständen auch durch Ausstrahlungen vom Rücken bei Blockade des IS-Gelenks in den Genitalbereich oder in das Becken ziehen können. Typischerweise treten diese chronisch immer wiederkehrend auf. Bei akuten heftigen Schmerzen ist es nur dem Facharzt möglich, diese korrekt einzuordnen.

INKONTINENZ UND HARNDRANG – EIN WEITVERBREITETES LEIDEN

Harninkontinenz bedeutet die Unfähigkeit, den Urin zu kontrollieren, es kommt zum unfreiwilligen Harnabgang. In Deutschland leiden schätzungsweise neun Millionen Menschen darunter.

Der Verschlussmechanismus der Blase wird zentral gesteuert, und zwar im Zusammenspiel mit Harnblase und Schließmuskel. Der Druck innerhalb der Harnblase und der des Schließmuskels spielen dabei eine entscheidende Rolle. Ein zu hoher Blasendruck (durch den angespannten Muskel namens *Detrusor*) kann zu einem quälenden Harndrang führen. Wenn dieser den Schließmuskel-Druck übersteigt, kommt es zum unkontrollierten Harnabgang.

Ebenso kann ein zu schwacher Schließmuskel *(Sphinkter)* dazu führen, dass bei Erhöhung des Drucks in der Blase (beim Husten, Hüpfen, Laufen oder manchmal auch schon in Ruhe) der Urin unkontrolliert abläuft.

95 Welche Formen der Inkontinenz gibt es?

Dranginkontinenz: Dranginkontinenz ist gekennzeichnet durch einen starken Harndrang im Zusammenhang mit einem unkontrollierten Harnverlust. Betroffene haben oft einen so ausgeprägten Harndrang, dass es bereits auf dem Weg zur Toilette zu unkontrolliertem Wasserlassen kommt. Dranginkontinenz wird vor allem durch ungehemmte Kontraktionen des Harnblasenmuskels (Detrusor-Instabilität) oder eine übersteigerte Blasensensibilität verursacht.

Stressinkontinenz: Mit »Stress« ist hier nur eine rein mechanische Belastung gemeint. Ein besserer, aber noch wenig gebräuchlicher Ausdruck für diese Inkontinenzform ist daher der Begriff »Belastungsinkontinenz«. Generell kann jede mechanische Belastung, die zu einer Erhöhung des Drucks im Bauchraum führt, eine Belastungs- oder Stressinkontinenz auslösen. Es kommt hierbei zu unwillkürlichem Harnverlust bei körperlichen Anstrengungen, zum Beispiel beim Heben und Tragen, aber auch beim Niesen oder Husten oder bei sonstigen körperlichen Aktivitäten.

Die Stressinkontinenz ist die vorherrschende Inkontinenzform bei älteren Frauen, Dranginkontinenz kommt dabei eher bei der jüngeren Altersgruppe vor. Sie ist durch eine Funktionsschwäche des Harnverschlussapparates bedingt und steht oft im Zusammenhang mit einem geschwächten Beckenboden, zum Beispiel durch Entbindungen.

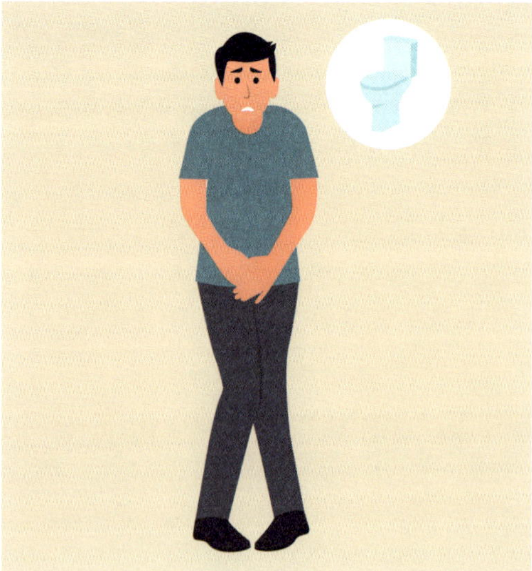

Inkontinenz ist ein verbreiteteres Leiden, das die Lebensqualität erheblich einschränken kann.

Drang-Stress-Inkontinenz: Bei dieser »Mischinkontinenz« tritt sowohl eine Drang- als auch eine Stressinkontinenz kombiniert auf. Das heißt, zum einen besteht einschießender quälender Harndrang, zum anderen unkontrollierter Urinabgang bei Belastung (zum Beispiel bei Husten, Niesen oder Hüpfen).

Wir unterscheiden dabei folgende Formen: Bei der Dranginkontinenz leidet der Patient oder die Patientin an einer verminderten Speicherfunktion der Harnblase. Diese meldet sich immer früher, bei Voranschreiten ist irgendwann die Speicherfunktion der Blase nicht mehr gegeben und es kommt zum unkontrollierten Harnabgang.

Im Gegensatz dazu kommt Stressinkontinenz durch einen zu schwachen Schließmuskel zustande. Die Ursache kann muskuläre Degeneration im Alter sein, aber auch eine Schließmuskelschädigung zum Beispiel im Rahmen einer Operation. Auch Unfälle können die Verschlussfähigkeit des Beckenbodens beeinträchtigen und so eine Inkontinenz begünstigen. In allen Fällen ist typisch, dass bei Erhöhung des Blasendrucks (zum Beispiel beim Husten oder Lachen, aber auch beim Laufen) unkontrolliert Harn verloren geht.

96 Was kann die Ursache für Inkontinenz sein?

Dranginkontinenz, auch als überaktive Blase bezeichnet, ist eine Form der Harninkontinenz, bei der plötzlicher Harndrang auftritt, der schwer zu kontrollieren ist. Die genauen Ursachen für Dranginkontinenz können vielfältig sein und umfassen:

Überaktive Blase: Ein Hauptfaktor ist eine überaktive Blase, bei der die Blasenmuskulatur unkontrolliert kontrahiert, was zu plötzlichem und starkem Harndrang führt.

Nervenschäden: Schädigungen oder Störungen der Nerven, die die Blase kontrollieren, können zu einer überaktiven Blase und damit zu Dranginkontinenz führen. Das kann durch Verletzungen, Diabetes oder neurologische Erkrankungen verursacht werden.

Entzündungen: Infektionen oder Entzündungen der Blase oder Harnwege können vorübergehend zu Dranginkontinenz führen.
Blasensteine oder andere Harnwegsprobleme: Blasensteine, aber auch Tumoren der Harnblase können durchaus dazu führen, dass unkontrollierter Harndrang auftritt.
Arzneimittelnebenwirkung: Bestimmte Medikamente oder Substanzen, insbesondere harntreibende Mittel, aber auch Koffein und Alkohol können die Symptome von Dranginkontinenz verstärken.
Alterungsprozess: Mit dem Alter können Veränderungen in der Blasenmuskulatur oder den Dehnungsrezeptoren in der Blasenwand dazu beitragen, dass es vermehrt zu einschiessendem Harndrang kommt.

Stressinkontinenz tritt auf, wenn der Schließmuskeldruck nachlässt. Die Ursachen können vielfältig sein und umfassen:
Schwächung der Beckenbodenmuskulatur: Ein Hauptfaktor bei Stressinkontinenz ist eine geschwächte Beckenbodenmuskulatur. Dies kann durch Schwangerschaft und Geburt, Übergewicht, hormonelle Veränderungen, Operationen im Beckenbereich oder auch durch den natürlichen Alterungsprozess verursacht werden.
Hormonelle Veränderungen: Die Menopause und der damit verbundene Rückgang des Östrogenspiegels können die Elastizität und Festigkeit des Beckenbodengewebes beeinflussen.
Veränderungen der Anatomie: Manchmal können strukturelle Veränderungen wie beispielsweise ein abgesenkter Beckenboden oder die Verlagerung der Blase Stressinkontinenz verursachen.
Operationen oder traumatische Ereignisse: Bestimmte Operationen im Beckenbereich oder traumatische Ereignisse können die Muskeln und Bänder im Beckenboden schwächen und zu Stressinkontinenz führen.
Chronischer Husten oder chronische Verstopfung: Langfristiger Druck durch häufigen und starken Husten oder chronische Verstopfung kann zu einer Belastung des Beckenbodens führen.

97 Kann man Inkontinenz entgegenwirken?

Es gibt verschiedene Maßnahmen, um einer Inkontinenz vorzubeugen und die Kontrolle über den Harndrang wieder zu verbessern. In erster Linie sollte man dabei auf sein Körpergewicht achten. Je höher es ist, desto stärker ist der Druck auf den Beckenboden, wodurch sich die anatomische Position der Blase verändert mit der Folge einer möglichen Inkontinenz. Übergewichtige Menschen sollten versuchen, durch eine ausgewogene Ernährung und ausreichend körperliche Aktivität langsam und nachhaltig Gewicht zu reduzieren.

Regelmäßige spezielle Übungen oder Sportarten stärken zudem den Beckenboden (Seite 184). Sie sind die beste Möglichkeit, einer Blasenschwäche vorzubeugen oder sie zu lindern. Die Muskulatur im Beckenboden bildet einen Teil des Schließmuskelsystems der Blase, und eine gestärkte Muskulatur kann den Urin besser halten. Junge Frauen sollten idealerweise bereits vor ihrer ersten Schwangerschaft mit dem Beckenbodentraining beginnen. Auch Männer sollten nicht vergessen, dass sie einen Beckenboden haben, der ebenfalls trainiert werden kann. Es ist nie zu spät, den Beckenboden zu stärken, und Aktivitäten wie Radfahren, Schwimmen, Pilates oder Yoga unterstützen dies auf natürliche Weise (siehe Seite 145). Das Tragen schwerer Gegenstände belastet im Gegensatz dazu den Beckenboden und sollte möglichst vermieden werden. Da es jedoch manchmal unumgänglich ist, sollte man beim Heben folgende Technik beachten: Immer mit geradem Rücken und bei gleichzeitigem Ausatmen die Last anheben. Damit schafft man Entlastung im Bauchraum und der Druck auf den Beckenboden nimmt ab.

Obwohl Rauchen und Inkontinenz auf den ersten Blick wenig miteinander zu tun haben, leiden viele Raucher auch unter chronischem Husten, der wiederum den Beckenboden belastet und schwächt.

Eine ballaststoffreiche Ernährung ist aus verschiedenen Gründen gesund. Sie reduziert Verstopfungen, was mit weniger starkem Pressen beim Stuhlgang einhergeht und somit den Beckenboden schont. Es gibt auch Lebensmittel, die als blasenschonend gelten, zum Beispiel Kürbis, während andere Harndrang fördern, wie schwarzer Tee, säurehaltige Getränke oder Kaffee.

In Bezug auf den Stuhlgang ist es auch wichtig, »richtig« auf die Toilette zu gehen. Das bedeutet, sich Zeit zu nehmen. Meide zu starkes Pressen beim Stuhlgang, da dies nicht nur den Beckenboden belastet, sondern auch die Ursache für Hämorrhoiden sein kann.

Gewöhne deine Blase zudem an feste Entleerungszeiten, um sie in der Zwischenzeit mehr Harn speichern zu lassen. Der häufige Harndrang nimmt dadurch schrittweise ab. Häufig kommt es bei Menschen, die vermeintlich keine Zeit haben, auf die Toilette zu gehen und das Wasserlassen über längere Zeit aufhalten, zur Stressblase. Das Blasenvolumen wird dabei immer größer und eine vollständige Entleerung der Blase ist nicht mehr möglich. Da bloß kleine Urinmengen entleert werden können, kommt es zu immer häufiger auftretendem Harndrang. Besonders zu Beginn ist es wichtig, die kurzen Momente mit starkem Harndrang auszuhalten, da sich die Blase in der Regel nach wenigen Minuten beruhigt. Mit der Zeit können die Zeiträume zwischen den Toilettengängen ausgedehnt werden.

Einige Krankheiten können eine Inkontinenz verstärken oder auslösen. Dazu zählen neurologische Erkrankungen wie Demenz, Prostatavergrößerung oder Gebärmutterabsenkung. Regelmäßige Vorsorgeuntersuchungen können deshalb einer möglichen Inkontinenz vorbeugen.

Außerdem können einige Medikamente, insbesondere Diuretika (Entwässerungsmittel), harntreibend wirken. Es ist ratsam, ärztliche Beratung bezüglich der eingenommenen Medikamente einzuholen und gegebenenfalls eine blasenschonendere Therapie zu erwägen.

Wenn psychische Faktoren die Blasenschwäche verstärken, können regelmäßige Entspannungsübungen wie Autogenes Training, Meditation oder Yoga die Beschwerden lindern. Der Besuch einer physiotherapeutischen Praxis kann hilfreich sein, denn hier werden häufig Maßnahmen angeboten, die sich speziell auf den Beckenboden konzentrieren. Auch eine Zusammenarbeit mit einem Psychotherapeuten kann dazu beitragen, das psychische Wohlbefinden zu verbessern und möglicherweise auch die Probleme mit der Blasenentleerung zu lösen.

GESCHLECHTSKRANKHEITEN

Jeder Mensch kann im Laufe seines Lebens mit einer sexuell übertragbaren Infektion in Kontakt kommen. Manche dieser Infektionen sind unangenehm, jedoch weitgehend harmlos. Andere hingegen sind gefährlich und können dauerhafte gesundheitliche Schäden mit sich bringen. Wenn sexuell übertragbare Infektionen frühzeitig erkannt werden, lassen sie sich in der Regel gut behandeln – auch wenn nicht alle vollständig geheilt werden können, insbesondere Viruserkrankungen. Besser noch: Man schützt sich effektiv, um eine Ansteckung von vornherein zu vermeiden. Dazu ist es natürlich essenziell zu wissen, auf welchem Wege eine Übertragung vonstattengehen kann.

98 Welche Geschlechtskrankheiten treten am häufigsten auf?

Sexuell übertragbare Infektionen können durch verschiedene Erreger verursacht werden:

Chlamydien: Chlamydien-Infektionen sind häufig. Oft verursachen sie keine Symptome und bleiben daher unbemerkt. Unbehandelt können deshalb Spätkomplikationen resultieren (siehe Seite 211).

Gonorrhö: Gonorrhö, den meisten wohl bekannt als Tripper, ist eine bakterielle Infektion, die die Harnröhre, den Gebärmutterhals, den Anus oder den Rachen betreffen kann. Die Symptome sind ähnlich denen von Chlamydien (siehe Seite 211).

Syphilis: Syphilis wird durch das Bakterium *Treponema pallidum* verursacht. Die Zahl der Syphilis-Fälle ist in den letzten Jahren in Deutschland gestiegen. Eine nicht behandelte Syphilis kann in weitere Stadien übergehen, die nach Jahren erhebliche Organschäden nach sich ziehen können (siehe Seite 231).

Humanes Papillomavirus: HPV-Infektionen sind sehr verbreitet und können zu Genitalwarzen führen. Einige HPV-Stämme können auch Krebs verursachen, darunter Gebärmutterhals-, Anus- und Peniskrebs.

Herpes genitalis: Herpes wird durch das Herpes-simplex-Virus verursacht und kann Aphthen aber auch Geschwürde im Genitalbereich verursachen.

Syphilis, Gonorrhö und Chlamydien-Infektionen werden durch Bakterien ausgelöst. Beispiele für Viren, die sexuell übertragen werden können, sind HIV (Humanes Immundefizienz-Virus), das Hepatitis-B-Virus (HBV), Herpes-Viren und Humane Papillomaviren.

Weiterhin gibt es Pilze (zum Beispiel vaginale Pilzinfektion), Parasiten (zum Beispiel Trichomonaden) und Gliederfüßler (etwa Filzläuse oder Krätzmilben) als Erreger von Infektionen im Genitalbereich.

Das Übertragungsrisiko variiert je nach Erreger und Infektionsort (vaginal, anal, oral). So ist das Risiko, sich über Oralsex mit HIV anzustecken, gering. Es ist aber möglich, an mehreren sexuell übertragbaren Infektionen gleichzeitig zu erkranken. Sexuell übertragbare Infektionen werden vor allem beim Geschlechtsverkehr (Vaginal-, Anal- und Oralsex) übertragen. Bei einigen Erregern (etwa Pilze, Chlamydien) ist auch eine Übertragung als Schmierinfektion möglich.

Genitalpilz-Erkrankungen gehören zu den häufigsten sexuell übertragbaren Erkrankungen. Meistens treten sie im Bereich der Eichel, bei nicht beschnittenen Männern unter der Vorhaut oder bei Frauen im Bereich des Scheideneingangs auf. Typisch für die Infektionen, die häufig durch *Candida albicans* ausgelöst werden, sind rötliche Flecken und weißliche, juckende Belege.

Generell gilt: Übertriebene Genitalhygiene ist kontraproduktiv, da damit der Schutzfilm der Schleimhaut entfernt und man damit anfälliger für Infektionskrankheiten wird. Nach dem Geschlechtsverkehr sollte man sich zeitnah im Genitalbereich waschen. Vor Oralverkehr sollte eine desinfizierende Mundspüllösung verwendet werden.

So vielfältig wie die Erreger, so vielfältig können auch die Symptome einer sexuell übertragbaren Infektion sein. Krankheitszeichen an den Geschlechtsorganen, wie ein ungewöhnlicher Ausfluss aus Vagina, Penis oder Anus, der auch unangenehm riechen kann, deuten auf eine sexuell übertragbare Infektion hin. Aber auch Schmerzen oder Brennen beim Wasserlassen, Jucken und Veränderungen der (Schleim-)Haut oder Unterleibsschmerzen und Blutungsstörungen bei Frauen können Symptome einer sexuell übertragbaren Infektion sein. Daneben können auch allgemeine Krankheitszeichen, wie etwa ständige Müdigkeit, Fieber, Appetitlosigkeit und Halsschmerzen, auf eine sexuell übertragbare Infektion hindeuten. Nicht selten bestehen auch gar keine Krankheitszeichen. Daher sollte bei jeglichem Verdacht auf eine sexuell übertragbare Infektion immer eine Ärztin oder ein Arzt aufgesucht werden.

Behandlung von Geschlechtskrankheiten

Die Behandlung von Geschlechtskrankheiten erfolgt gezielt. Voraussetzung ist ein Erregernachweis, um das richtige Medikament zu wählen. Für die Behandlung von harmloseren Geschlechtskrankheiten, wie Chlamydien, ist in der Regel eine orale Therapie über drei bis zehn Tage ausreichend. Bei schwereren bakteriellen Infektionen, wie beispielsweise Gonorrhö oder Syphilis, sind hochdosierte Antibiotika erforderlich, diese werden intravenös oder intramuskulär verabreicht.

Bei Viruserkrankungen, wie Herpes oder HPV, ist eine lokale Behandlung mit Cremes oder Lotionen, manchmal auch in Kombination mit einem oralen Präparat erforderlich.

Die Therapie der Wahl bei Pilzinfektionen ist das Auftragen einer lokalen Pilzcreme (Clotrimazol) oder Scheidenbehandlung mit entsprechenden Zäpfchen. Alternativ kann ein Pilzmittel in oraler Form genommen werden.

Nicht behandelte Geschlechtskrankheiten können langfristige Spätfolgen auslösen. Diese beinhalten zum Beispiel narbige Veränderungen im Bereich der Harnröhre, aber auch Verklebung im Samenleiter und damit als Folge dauerhafte Fruchtbarkeitsstörungen. Auch chronische Organentzündungen, wie die chronische Prostatitis, können Folgen einer nicht behandelten Geschlechtskrankheit sein. Besonders gefährlich ist die nicht behandelte Syphilis, diese kann auch noch nach Jahren zu schwersten Organschädigungen führen.

99 Wie kann ich erkennen, ob ich eine Geschlechtskrankheit habe?

In aller Regel treten Beschwerden wie Ausfluss, Schmerzen im Bereich der Harnröhre oder der Hoden, manchmal übelriechender Urin, bisweilen auch Fieber, Gliederschmerzen und Krankheitsgefühl auf. Bei Viruserkrankungen können Hautausschläge, kleine Wärzchen (wie die Condylomata bei HPV) oder geschwürige Bläschen wie bei Herpes auftreten.

Tests bei Geschlechtskrankheiten

Untersuchungen auf Geschlechtskrankheiten kann man auf Krankenkassenkosten in einer dafür ausgerichteten Praxis durchführen lassen. Es entstehen bei Krankheitsverdacht dafür keine Kosten.

100 Wie sieht der perfekte Schutz vor Geschlechtskrankheiten aus?

Geschlechtskrankheiten sind unterschiedlich stark infektiös. Die Ansteckung erfolgt meistens bei Kontakt mit infizierten Oberflächen oder Schleimhautkontakt. Dabei spielt es eine untergeordnete Rolle, ob es beim Verkehr zu vaginalem, analem oder oralem Kontakt kommt. In jedem Fall ist eine Übertragung von Krankheitserregern der Geschlechtskrankheiten möglich.

Weil Geschlechtskrankheiten in der Regel über ungeschützten Geschlechtsverkehr übertragen werden, ist die wichtigste Maßnahme der Eigenschutz und der Schutz der Partnerin oder des Partners. Die Verwendung eines Kondoms ist deshalb bei Verkehr mit einer neuen Partnerin oder einem neuen Partner die absolut wichtigste Voraussetzung.

Gerade wenn man in eine neue Partnerschaft geht, ist es sinnvoll, wenn beide Partner ein Screening auf die häufigsten sexuell übertragbaren Erkrankungen durchführen lassen. In diesen Tests werden in aller Regel die häufigsten Erreger untersucht. Außerdem sollte man durch entsprechende Impfungen gegen Hepatitis B oder HPV das Risiko minimieren. Bei Auftreten von Schmerzen, Hautveränderungen oder Ausfluss sollte ein umgehender Arztbesuch erfolgen und bis zum Ergebnis auf ungeschützten Geschlechtsverkehr verzichtet werden.

Weiterhin gilt, dass eine Einmalprophylaxe nach ungeschütztem Verkehr durchaus das Infektionsrisiko signifikant verringern kann. Hier wird Doxycyclin nach ungeschütztem Geschlechtsverkehr als Prophylaxe empfohlen.

Seit einigen Jahren gibt es für HIV eine wirksame Schutzmöglichkeit, die sogenannte HIV-Präexpositionsprophylaxe (PrEP), das präventiv eingenommen wird. Dieses Medikament ist für HIV-negative Menschen geeignet, die ein erhöhtes Risiko haben, sich mit HIV anzustecken. Hat bereits Kontakt mit einer HIV-positiven Person stattgefunden und eine Ansteckung ist wahrscheinlich, gibt es auch die Post-Postexpositionsprophylaxe (PEP). Dabei werden zeitnah nach einem Risikokontakt über vier Wochen lang HIV-Medikamente eingenommen, um eine Ansteckung zu verhindern.

Gegen einzelne Erreger, wie das Hepatitis-B-Virus und HPV, stehen wirksame und sichere Impfstoffe zur Verfügung. Impfungen gegen HPV werden allen jungen Menschen im Alter von 9 bis 14 Jahren empfohlen und von den Krankenversicherungen übernommen. Eine Nachimpfung bis zum 18. Geburtstag wird ebenfalls von den Krankenversicherungen bezahlt. Die Grundimmunisierung gegen Hepatitis B erfolgt in der Regel in den ersten 14 Lebensmonaten. Ist dies nicht erfolgt, wird Jugendlichen im Alter von 9 bis 17 Jahren eine Grundimmunisierung empfohlen. Im Erwachsenalter empfiehlt die ständige Impfkommission (STIKO) die Impfung gegen das Hepatitis-B-Virus für bestimmte Personen, etwa bei bestimmten Berufen.

QUELLEN

1 Buse, U. (2016): *Für immer jung*. Der Spiegel. Verfügbar unter: https://www.spiegel.de/spiegel/selbstversuch-testosteron-soll-alternde-maenner-laenger-fit-halten-a-1098939.html

2 Woetzel, H. (2010): *Männer in den Wechseljahren*. Reportage

3 Stief, C. G., Hartmann, U., Höfner, K., Jonas, U. (1997): *Erektile Dysfunktion*. Berlin, Heidelberg: Springer Verlag

4 Zitiert in Buse, U. (2016): *Für immer jung*. Der Spiegel. Verfügbar unter: https://www.spiegel.de/spiegel/selbstversuch-testosteron-soll-alternde-maenner-laenger-fit-halten-a-1098939.html

5 Nieschlag, E., Behre, H. M., Kliesch, S., Nieschlag, S. (2023): *Andrologie*. Berlin, Heidelberg: Springer Verlag

6 Lincoff, A. M., Bhasin, S., Flevaris, P., Mitchell, L. M., Basaria, S., Boden, W. E., Cunningham, G. R., Granger, C. B., Khera, M., Thompson, I. M., Wang, Q., Wolski, K., Davey, D., Kalahasti, V., Khan, N., Miller, M. G., Snabes, M. C., Chan, A., Dubcenco, E., Nissen, S. E. (2023): *Cardiovascular Safety of Testosterone-Replacement Therapy*. New England Journal of Medicine, 389(2). S. 107–117

7 Pencina, K. M., Travison, T. G., Artz, A. S., Lincoff, A. M., Nissen, S. E., Flevaris, P., Chan, A., Li, X., Diegel, S. A., Wannemuehler, K., Bhasin, S. (2023): *Efficacy of Testosterone Replacement Therapy in Correcting Anemia in Men With Hypogonadism*. JAMA Network Open, 6(10). S. e2340030

8 Gray, A., Feldman, H. A., McKinlay, J. B., Longcope, C. (1991): *Age, Disease, and Changing Sex Hormone Levels in Middle-Aged Men: Results of the Massachusetts Male Aging Study**. The Journal of Clinical Endocrinology & Metabolism, 73(5). S. 1016–1025

9 Morris, B. J., Hankins, C. A., Banerjee, J., Lumbers, E. R., Mindel, A., Klausner, J. D., Krieger, J. N. (2019): *Does Male Circumcision Reduce Women's Risk of Sexually Transmitted Infections, Cervical Cancer, and Associated Conditions?* Frontiers in Public Health, 7. S. 4

10 Gille, G., Klapp, C., Diedrich, K., Schäfer, A., Moter, A., Griesinger, G., Kirschner, R. (2005): *Chlamydien – eine heimliche Epidemie unter Jugendlichen: Prävalenzbeobachtung bei jungen Mädchen in Berlin*. Dtsch Arztebl 102(28-29). A-2021 / B-1706 / C-1610

11 Braun, M., Wassmer, G., Klotz, T., Reifenrath, B., Mathers, M., Engelmann, U. (2000): *Epidemiology of erectile dysfunction: results of the 'Cologne Male Survey'*. International Journal of Impotence Research, 12(6). S. 305–311

12 Rumgay, H., Shield, K., Charvat, H., Ferrari, P., Sornpaisarn, B., Obot, I., Islami, F., Lemmens, V. E. P. P., Rehm, J., Soerjomataram, I. (2021): *Global burden of cancer in 2020 attributable to alcohol consumption: a population-based study*. The Lancet Oncology, 22(8). S. 1071–1080

13 Peeters, A., Barendregt, J. J., Willekens, F., Mackenbach, J. P., Al Mamun, A., Bonneux, L.; NEDCOM, the Netherlands Epidemiology and Demography Compression of Morbidity Research Group (2003): *Obesity in adulthood and its consequences for life expectancy: a life-table analysis*. Ann Intern Med. 7; 138(1). S. 24–32

14 Cui, Z., Liu, D., Liu, C., Liu, G. (2017): *Serum selenium levels and prostate cancer risk*. Medicine, 96(5). S. e5944

15 Hohmuth, H., Rinnab, L. (2022): *MENFIT® POWER TRIAL 2020. Klinische Anwendungsbeobachtung der MENFIT® Power Kapseln – vorläufige Ergebnisse*. SWDGU Abstrakt Band 2022. Verfügbar unter: https://www.egms.de/static/en/meetings/swdgu2022/22swdgu070.shtml

16 Bujan, L., Daudin, M., Charlet, J.-P., Thonneau, P., Mieusset, R. (2000): *Increase in scrotal temperature in car drivers*. Human Reproduction, 15(6). S. 1355–1357

17 Ahmad, G., Moinard, N., Esquerré-Lamare, C., Mieusset, R., Bujan, L. (2012): *Mild induced testicular and epididymal hyperthermia alters sperm chromatin integrity in men*. Fertility and Sterility, 97(3). S. 546–553

18 Techniker Krankenkasse (2023): *Pornosucht: Neues Behandlungsangebot ist offen für Teilnehmende*. Verfügbar unter: https://www.tk.de/presse/themen/medizinische-versorgung/ambulante-versorgung/porno-sucht-pornlos-2162324?tkcm=ab

19 de Alarcón, R., de la Iglesia, J., Casado, N., Montejo, A. (2019): *Online Porn Addiction: What We Know and What We Don't – A Systematic Review*. Journal of Clinical Medicine, 8(1). S. 91

20 Haversath, J., Gärttner, K. M., Kliem, S., Vasterling, I., Strauss, B., Kröger, C. (2017): *Sexual Behavior in Germany. Results of a Representative Survey*. Dtsch Arztebl Int, 114. S. 545–550

21 Briken, P., Matthiesen, S., Pietras, L., Wiessner, C., Klein, V., Reed, G. M., Dekker, A. (2020): *Estimating the Prevalence of Sexual Dysfunction Using the New ICD-11 Guidelines. Results of the first representative, population-based German Health and Sexuality Survey (GeSiD)*. Dtsch Arztebl Int, 117. S. 653–658

22 Braun, M., Wassmer, G., Klotz, T., Reifenrath, B., Mathers, M., Engelmann, U. (2000): *Epidemiology of erectile dysfunction: results of the 'Cologne Male Survey'*. International Journal of Impotence Research, 12(6). S. 305–311

23 Ponholzer, A., Temml, C., Obermayr, R., Wehrberger, C., Madersbacher, S. (2005): *Is Erectile Dysfunction an Indicator for Increased Risk of Coronary Heart Disease and Stroke?* European Urology, 48(3). S. 512–518

24 Hohmuth, H., Rinnab, L., Sues, J. (2023): *V26-06 MENFIT® POWER TRIAL 2020: Klinische Wirkung eines natürlichen Nahrungsergänzungsmittels auf der Basis von Ayurveda- und TCM-Inhaltsstoffen auf sexuelle Leistungsfähigkeit, das Hormonmangelsyndrom und Miktionsbeschwerden*. Präsentation beim Kongress der Deutschen Gesellschaft für Urologie. Verfügbar unter: https://dgu2023.abstractserver.com/program_23/#/details/presentations/643

25 Leitzmann, M. F. (2004): *Ejaculation Frequency and Subsequent Risk of Prostate Cancer*. JAMA, 291(13). S. 1578

26 Giles, G. G., Severi, G., English, D. R., McCredie, M. R. E., Borland, R., Boyle, P., Hopper, J. L. (2003): *Sexual factors and prostate cancer*. BJU International, 92(3). S. 211–216

27 Jenkins, L. C., Mulhall, J. P. (2015): *Delayed orgasm and anorgasmia*. Fertility and Sterility, 104(5). S. 1082–1088

28 Perelman, M. A. (2005): 1254: *Idiosyncratic Masturbation Patterns: A Key Unexplored Variable in the Treatment of Retarded Ejaculation by the Practicing Urologist*. Journal of Urology, 173(4S). S. 340

29 Gu, Y.-Q., Wang, X.-H., Xu, D., Peng, L., Cheng, L.-F., Huang, M.-K., Huang, Z.-J., Zhang, G.-Y. (2003): *A Multicenter Contraceptive Efficacy Study of Injectable Testosterone Undecanoate in Healthy Chinese Men*. J Clin Endocrinology & Metabolism, 88(2). S. 562–568

30 Zitzmann, M. (2023): *Hormonelle Kontrazeption beim Mann: Noch immer aktuell*. Dtsch Arztebl, 120. S. 29–30

31 World Health Organization (WHO) (2021): *WHO Laboratory Manual for the Examination and Processing of Human Semen*. 6. Aufl. Verfügbar unter: https://www.who.int/publications/i/item/9789240030787

32 Jansen, K., Steffen, G., Potthoff, A., Schuppe, A. K., Beer, D., Jessen, H., Scholten, S., Spornraft-Ragaller, P., Bremer, V., Tiemann, C., Knechten, H., Panstruga, P., Beer, D., Cordes, C., Lieb, C., Rodriguez, E., Hillenbrand, H., Jessen, H., Krznaric, I., ... Trein, A. (2020): *STI in times of PrEP: High prevalence of chlamydia, gonorrhea, and mycoplasma at different anatomic sites in men who have sex with men in Germany*. BMC Infectious Diseases, 20(110)

33 Amiri, F. N., Rooshan, M. H., Ahmady, M. H., Soliamani, M. J. (2009): *Hygiene practices and sexual activity associated with urinary tract infection in pregnant women*. East Mediterr Health J, 15(1). S. 104–110

34 Vahlensieck, W., Bauer, H. W., Piechota, H., Ludwig, M., Wagenlehner, F. (2015): *Rezidivierende Harnwegsinfektionen: Wie vermeiden und behandeln?* Dtsch Arztebl, 112(37). S. 16

35 Kleine-Gunk, B. (2007): *Eine Frage des Geschmacks*. Uronews, 58

Weiterführende Literatur

United Nations Department of Economic and Social Affairs, P. D. (2020): *World Population Ageing 2020 Highlights: Living arrangements of older persons*.

Feldman, H. A., Goldstein, I., Hatzichristou, D. G., Krane, R. J., McKinlay, J. B. (1994): *Impotence and its medical and psychosocial correlates: results of the Massachusetts Male Aging Study*. Journal of Urology, 151(1)

Rösing, D., Klebingat, K.-J., Berberich, H. J., Bosinski, H. A. G., Loewit, K., Beier, K. M. (2009): *Sexualstörungen des Mannes: Diagnostik und Therapie aus sexualmedizinisch-interdisziplinärer Sicht*. Dtsch Arztebl Int, 106(50)

Zhang, M.-H., Shi, Z.-D., Yu, J.-C., Zhang, Y.-P., Wang, L.-G., Qiu, Y. (2015): *Scrotal heat stress causes sperm chromatin damage and cysteinyl aspartate-specific proteinases 3 changes in fertile men*. Journal of Assisted Reproduction and Genetics, 32(5)

Goepel, M., Kirschner-Hermanns, R., Welz-Barth, A., Steinwachs, K.-C., Rübben, H. (2010): *Harninkontinenz im Alter: Teil 3 der Serie Inkontinenz*. Dtsch Arztebl Int, 107(30)

Evers, J., Collins, J., Vandekerckhove, P. (2001): *Surgery or embolisation for varicocele in subfertile men*. Cochrane Database of Systematic Reviews. Hoboken (New Jersey): John Wiley & Sons, Ltd.

Römpler, A. & Wirth, A. (2002): *Adipositas-Therapie in Reha-Zentren – Reha-Team und Prozessqualität*. Zeitschrift Für Gastroenterologie, 40(1)

Handelsman, D. J., Hirschberg, A. L., Bermon, S. (2018): *Circulating Testosterone as the Hormonal Basis of Sex Differences in Athletic Performance*. Endocrine Reviews, 39(5)

Dohle, G. R., Arver, S., Bettocchi, C., Jones, T. H., Kliesch, S. (2020): *EAU-Leitlinie Männlicher Hypogonadismus 2019*. Journal für Reproduktionsmedizin und Endokrinologie, 17(2)

SACHREGISTER

DANK

Ich schätze mich glücklich, dass ich als Urologe meine Berufung gefunden habe und nach mehr als 30 Jahren noch immer jeden Tag gern in meine Praxis gehe, um Erfahrung und Wissen zum Wohle der mir anvertrauten Patientinnen und Patienten einsetzen darf. Bei mittlerweile weit über 90.000 Patientinnen und Patienten blicke ich auf ein stolzes Lebenswerk und sehe positiv in die Zukunft!

Ganz besonders bedanke ich mich bei Herrn Prof. Peter May, Chefarzt am Klinikum Bamberg, bei dem ich meine Weiterbildung zum Facharzt für Urologie absolvieren durfte, für die fachliche und menschliche Unterstützung im Rahmen meiner Ausbildung.

Mein persönlicher Dank gilt an dieser Stelle allen, die an der Entstehung des Buchs beteiligt waren, insbesondere meiner persönlichen Assistentin Petra Klenk, für Organisation, geistigen Input und Unterstützung bei der Realisierung dieses Buchs, Nora Kayser vom riva Verlag für stets freundliche Unterstützung und Kerstin Yvonne Karrasch, der Frau an meiner Seite, für den literarischen Feinschliff, die Geduld und Unterstützung!

ÜBER DEN AUTOR

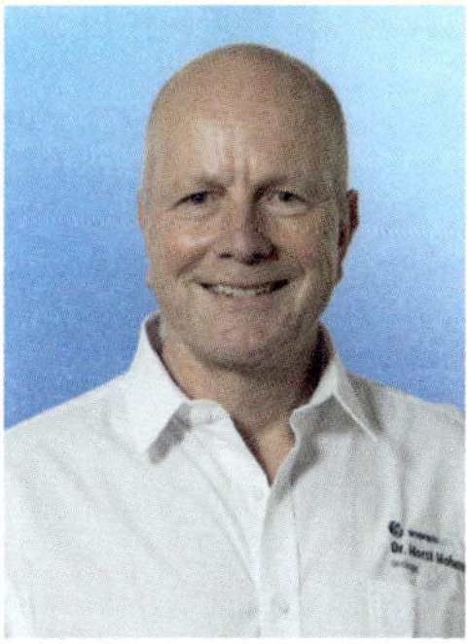

Dr. med. Horst Hohmuth ist Urologe, Androloge und Sportmediziner. Zu Beginn seiner medizinischen Laufbahn war er als Truppenarzt in der US-Armee tätig. Er gründete vor 30 Jahren seine Facharztpraxis und leitet nun gemeinsam mit Dr. Robin Schmid die Uropraxis Ulm, ein Zentrum für Urologie, Andrologie und Sexualmedizin.

Über das Informationsportal www.sexamed.com wurde von ihnen eine neue Plattform geschaffen, die einen unkomplizierten Zugang zur Diagnostik und Behandlung auch für externe Patienten und Patientinnen ermöglicht.

EMPFEHLUNGEN DES AUTORS

MENFIT® Nahrungsergänzungsmittel:
MENFIT®. Protection: enthält die antioxidativen Pflanzenstoffe meiner Prostatadiät
MENFIT®. Power N: pflanzliche Inhaltsstoffe aus Ayurveda und traditioneller chinesischer Medizin.
Der MENFIT® Power Trial (DRKS00024119), eine klinische Studie, lässt einen Zusammenhang im Hinblick auf Steigerung der sexuellen Leistungsfähigkeit, Libido und Verbesserung bei Prostatabeschwerden vermuten. Mehr dazu unter: www.menfit.com

Fragebögen und Selbsttests bei urologischen Beschwerden findest du auf der Website der Uropraxis Ulm: www.uropraxis-ulm.de

Bei Verdacht auf Geschlechtskrankheiten sowie zur Abklärung von Hormon- oder Erektionsstörungen können Proben direkt an das Urolab in unserer Praxis geschickt werden: Weitere Infos unter : www.sexamed.com

Informationen zum Thema Prostata und Ernährung findest du unter: www.prostatadiaet.de

Weitere Informationen rund um Gesundheit und Urologie stelle ich auf meinem Instagram-Kanal zur Verfügung: @drhohmuth_urologe